普通高等职业教育“十四五”规划教材
全国高等职业教育药品类专业规划教材

药用化学实验基础

王春燕　廖　红　明智强　主　编
王白雪　李　飞　副主编
张嘉杨　主　审

中国石化出版社

内容提要

《药用化学实验基础》是全国高等职业教育药品类专业规划教材，本教材结合高职药品质量与安全、药品经营与管理、药学、药品生产技术、药品服务与管理等专业人才培养规格要求编写而成。

全书共分七个章节，包括化学基本知识和基本技能训练。第一章为化学实验基础知识，包括实验室安全常识、实验记录和数据处理、实验室用水基础知识、化学试剂基础知识、化学实验常用器皿等知识和技能训练。第二章为化学实验基本操作，包括实验室常用玻璃器皿的洗涤与干燥，加热、干燥和冷却技术，溶解与搅拌，实验室常见问题解决相关理论知识和技能训练。第三章为分析天平和称量，包括电子分析天平、称量方法的讲解和相关技能训练。第四章为体积测量技术和滴定，包括常用量器及其校准基础知识，滴定管、吸管、容量瓶和滴定操作技能训练。第五章为温度的测量与控制。第六章为化学基本分离技术，包括固液分离技术、结晶和重结晶、蒸馏和分馏以及萃取分离技术。第七章为药用电化学基本技术，包括酸度计和电导率仪的讲解和相关技能训练。

本教材可供高职药学、药品类专业教学使用，也可供相近专业的教学或其他分析工作者参考使用。

图书在版编目（CIP）数据

药用化学实验基础/王春燕，廖红，明智强主编.
—北京：中国石化出版社，2022.3（2024.7 重印）
普通高等职业教育“十四五”规划教材
ISBN 978-7-5114-6602-0

Ⅰ.①药… Ⅱ.①王… ②廖…③明… Ⅲ.①药物化学-化学实验-高等职业教育-教材 Ⅳ.①R914-33

中国版本图书馆 CIP 数据核字（2022）第 037677 号

中国石化出版社出版发行

地址：北京市东城区安定门外大街 58 号
邮编：100011 电话：(010)57512500
发行部电话：(010)57512575
http://www.sinopec-press.com
E-mail:press@sinopec.com
北京科信印刷有限公司印刷
全国各地新华书店经销

*

710×1000 毫米 16 开本 10.25 印张 178 千字
2022 年 5 月第 1 版 2024 年 7 月第 2 次印刷
定价：36.00 元

《药用化学实验基础》编委会

主　　编： 王春燕　廖　红　明智强

副 主 编： 王白雪　李　飞

主　　审： 张嘉杨

编　　委：（以姓氏笔画为序）

王白雪（重庆轻工职业学院）

王春燕（重庆能源职业学院）

邓启辉（湖北恩施学院）

吕廷婷［通标标准技术服务（重庆）有限公司］

李　飞（重庆能源职业学院）

吴彦蕾（重庆市食品药品检验检测研究院）

张嘉杨（重庆能源职业学院）

明智强（重庆米舟联发检测技术有限公司）

胡春梅（太极集团西南药业股份有限公司）

鲁群岷（重庆能源职业学院）

廖　红（重庆能源职业学院）

前　言

本教材依据高等职业教育产教融合的指导思想，根据相关用人企业单位的调研，结合高职药品质量与安全、药品经营与管理、药学、药品生产技术、药品服务与管理等专业人才培养规格要求编写而成。药用化学实验基础是药品质量与安全、药品经营与管理、药品生产技术等专业的一门重要的专业基础课。

实验是人类研究自然规律的一种基本方法，没有实验就没有化学。实验实训教学在职业教育中占有重要地位。对于高职药学、药品类相关专业的学生来说，学习化学实验的基础知识和技能是非常必要的，是后续进行药品相关课程实训操作的基石。通过本课程的学习，不仅可传授学生化学实验基本知识和基本操作技能，也可以有效培养学生理论联系实际、实事求是、严谨认真的科学态度和良好的工作习惯与作风。

教材中融入现行版《中国药典》，突出"药用"特色，使药学及药品类相关专业学生及早在药品行业根本大法《中国药典》的规范下学习。内容坚持"实用为主，必需、够用和管用为度"的原则，结合行业技能要求、突出重点，以规范的操作技术训练为核心，注重化学实验基本知识、基本操作技能、基本素养的培养。本教材内容包括化学实验基础知识、基本操作技术、基本测量技术和基本分离技术。主要介绍实验基本操作原理、基本操作方法和常用仪器的使用方法。

参加本教材编写的人员不仅有从事多年相关教学的一线教师，还有来自企业具有丰富工作经验的工程师。各参编院校和单位对编写工作的顺利开展给予了大力支持，同时也得到了中国石化出版社相关部门的鼎力帮助，在此一并表示衷心的感谢。

本教材主要供高职药品质量与安全、药品经营与管理、药品生产技术等专业教学使用，也可供相近专业的教学或其他分析工作者参考使用。

由于编者的水平和经验有限，书中缺点和错误之处在所难免，希望同仁、读者提出宝贵意见和建议，以便再版时进一步修改完善。

目　　录

第一章　化学实验基础知识

实验室是学生训练基本操作能力、进行科学实验、培养理论联系实际等良好工作习惯的场所，也是化学药品使用相对集中的地方。在我们就走进化学实验室之前，必须熟悉与实验室相关的基础知识和技能，才能全面胜任实验室的工作。这些基础知识应当包括实验室规则、实验室安全、实验室用水和化学试剂等基本知识。

第一节　实验室安全知识

化学实验室中会经常接触各种化学药品、玻璃仪器及电学仪器等，因此，化学实验室常常潜藏着诸如发生爆炸、着火、中毒、灼烧、割伤、触电等事故的危险性。一旦发生事故，将会危害国家财产和危及人身安全。进入实验室的人员必须熟悉和严格遵守实验室安全规则。

一、实验室一般守则

(1)实验课必须认真预习，明确实验目的，领会实验原理，熟悉实验内容和步骤，写好实验预习报告，对将要进行的实验做到心中有数。

(2)进入实验室时必须穿实验服，不得穿凉鞋、高跟鞋或拖鞋；留长发者应束扎头发。实验服应经常保持整洁。在进行任何有可能碰伤、刺激或烧伤眼睛的工作时必须戴防护眼镜。经常接触浓酸、浓碱的工作人员还应戴胶皮手套及工作帽。

(3)熟悉实验室及周围环境，如水阀、电闸、灭火器、安全门和洗眼水的位置。

(4)熟知你所使用的药品、设施和设备具有的潜在危险，实验用化学试剂不得入口，严禁在实验室内吸烟或饮食，不准用试验器皿作茶杯或餐具，并不得用嘴尝味道的方法来鉴别未知物。

(5)实验过程中，保持实验室的安静，严格遵守操作规范。实验进行时，不得随便离开岗位，要密切注意实验的进展情况。应积极思考每一步操作的目的和作用，认真观察实验现象，发现异常情况时，要研究其原因并找出解决的方法。实验过程中实验室停止供电、供水时应立即将电源、水源开关全部关上，以防恢复供电、供水时由于开关未关而发生事故。

(6)对不熟悉的实验仪器和设备，应仔细阅读使用说明，听从老师的教导，切不可随意动手。

(7)实验台保持清洁，爱护公物。

(8)认真做好原始数据的记录，实验现象的记录。不能凭主观意愿删去自己不喜欢的数据，更不能更改数据。若记错了，在错的数据上划上一道杠线，再将对的记录填写上去。

(9)实验结束后，将玻璃器皿和仪器附件等洗刷干净，复原仪器，并填写使用记录卡。整理工作台，清扫实验室，用肥皂洗手。关闭门、窗、水、电、气后再离开实验室。

二、实验室安全操作及防护

1. 用电安全及防护

(1)防止触电。

①不用潮湿的手接触电器。

②电源裸露部分应有绝缘装置(例如电线接头处应裹上绝缘胶布)。

③所有电器的金属外壳都应保护接地。

④实验时，应先连接好电路后才接通电源。实验结束时，先切断电源再拆线路。

⑤修理或安装电器时，应先切断电源。

⑥不能用试电笔去试高压电。使用高压电源应有专门的防护措施。

⑦如有人触电，应迅速切断电源，然后进行抢救。

(2)防止引起火灾。

①使用的保险丝要与实验室允许的用电量相符。

②电线的安全通电量应大于用电功率。

③室内若有易燃易爆气体，应避免产生电火花。继电器工作和开关电闸时，易产生电火花，要特别小心。电器接触点(如电插头)接触不良时，应及时修理

或更换。

④如遇电线起火，立即切断电源，用沙或二氧化碳、四氯化碳灭火器灭火，禁止用水或泡沫灭火器等导电液体灭火。

(3)防止短路。

①电线、电器不要被水淋湿或浸在导电液体中，例如实验室加热用的灯泡接口不要浸在水中。

②在仪器使用过程中，如发现有不正常声响，局部温升或嗅到绝缘漆过热产生的焦味，应立即切断电源。

2. 化学试剂使用安全及防护

(1)防毒。

①实验前，应了解所用药品的毒性及防护措施。

②操作有毒气体(如 H_2S、Cl_2、Br_2、NO_2、浓 HCl 和 HF 等)应在通风橱内进行。

③苯、四氯化碳、乙醚、硝基苯等的蒸气会引起中毒。它们虽有特殊气味，但久嗅会使人嗅觉减弱，所以应在通风良好的情况下使用。

④有些药品(如苯、有机溶剂、汞等)能透过皮肤进入人体，应避免与皮肤接触。

⑤禁止在实验室内喝水、吃东西。饮食用具不要带进实验室，以防毒物污染，离开实验室及饭前要洗净双手。

⑥储汞的容器要用厚壁玻璃器皿或瓷器。用烧杯暂时盛汞，不可多装以防破裂。

⑦若有汞掉落在桌上或地面上，先用吸汞管尽可能将汞珠收集起来，然后用硫黄盖在汞溅落的地方，并摩擦使之生成 HgS。也可用 $KMnO_4$ 溶液使其氧化。

⑧盛汞器皿和有汞的仪器应远离热源，严禁把有汞仪器放进烘箱。

⑨碘化汞及氰化物等剧毒物品必须保存在保险箱内，严格执行“五双”制度，使用时填写完整登记信息。使用后的废液及时倒入废液回收桶内。

(2)防爆。

①使用可燃性气体时，要防止气体逸出，室内通风要良好。

②操作大量可燃性气体时，严禁同时使用明火，还要防止发生电火花及其他撞击火花。

③有些药品如叠氮化铝、高氯酸盐、过氧化物等受震和受热都易引起爆炸，使用要特别小心。

④严禁将强氧化剂和强还原剂放在一起。

⑤久藏的乙醚使用前应除去其中可能产生的过氧化物。

⑥进行容易引起爆炸的实验，应有防爆措施。

(3)防火。

①许多有机溶剂如乙醚、丙酮、乙醇、苯等非常容易燃烧，大量使用时室内不能有明火、电火花或静电放电。实验室内不可存放过多这类药品，用后还要及时回收处理，不可倒入下水道，以免聚集引起火灾。

②有些物质如磷、金属钠、钾、电石及金属氢化物等，在空气中易氧化自燃。还有一些金属如铁、锌、铝等粉末，比表面积大也易在空气中氧化自燃。这些物质要隔绝空气保存，使用时要特别小心。

③使用燃气热源装置，应经常对管道或气罐进行检漏，避免发生泄漏引起火警。

④加热易燃试剂时，必须使用水浴、油浴或电热套，绝对不可使用明火。

⑤若加热温度有可能达到被加热物质的沸点，则必须加入沸石(或碎瓷片)，以防暴沸伤人，实验人员不应离开实验现场。

⑥用于加热的装置，必须是规范厂家的产品，不可随意使用简便的器具代用。

如果在实验过程中发生火灾，第一时间要做的是：将电源和热源(或煤气等)断开。起火范围小可以立即用合适的灭火器材进行灭火，但若火势有蔓延趋势，必须立即报警。常用的灭火器及其适用范围见表1-1。

表1-1　常用的灭火器及其适用范围

类　型	药液成分	适用范围
酸碱式	H_2SO_4，$NaHCO_3$	非油类及电器失火的一般火灾
泡沫式	$Al_2(SO_4)_3$，$NaHCO_3$	油类失火
二氧化碳	液体 CO_2	电器失火
四氯化碳	液体 CCl_4	电器失火
干粉灭火	粉末主要成分为 Na_2CO_3 等盐类物质，加入适量润滑剂、防潮剂	油类、可燃气体、电器设备、文件记录和遇水燃烧等物品的初起火灾

水虽是人所共知的常用灭火材料，但在化学实验室的灭火中要慎用。因为大部分易燃的有机溶剂都比水轻，会浮在水面上流动，此时用水灭火，非但不能灭火反而使火势扩大蔓延；还有的溶剂与水发生剧烈的反应产生大量的热能引起燃

烧加剧甚至爆炸。

根据燃烧物质的性质，国际上统一将火灾分为A、B、C、D四类，必须根据不同的火灾原因，选择相应的灭火器材。火灾类别及其灭火器材的选用见表1－2。

表1－2　火灾类别及其灭火器材的选用

火灾类型	燃烧物质	灭火器材	注意事项（灭火效果）
A类	木材、纸张、棉布等为一类	水、泡沫式、酸碱式灭火器	酸碱式灭火器喷出的主要是水和二氧化碳气体，而泡沫式灭火器除了有水和二氧化碳气体外，同时喷出发泡剂，与水、二氧化碳混合在一起，形成被液体包围的细小气泡群，在燃烧物表面形成抗热性好的泡沫层，阻止燃烧气化和外界氧气的侵入
B类	可燃烧液体（液态石油化工产品，食用油脂和涂料稀释剂等）	泡沫式灭火器、二氧化碳灭火器、四氯化碳灭火器 切记：不能用水和酸碱式灭火器	可用泡沫式灭火器，其作用如前述。B类火灾还可以用二氧化碳灭火器和四氯化碳灭火器，注意：①使用二氧化碳灭火器时，人要站在上风处，以免二氧化碳中毒，手和身体不要靠近喷射管和套筒，以防低温（约－70℃）冻伤。另外，二氧化碳灭火器的有效喷射距离仅为1.5～2m。②四氯化碳灭火器：由于四氯化碳在高温下可能会转化为剧毒的光气，所以使用时应保持一定的距离
C类	可燃性气体（天然气、城市生活用煤气、沼气等）	干粉灭火器	干粉灭火器灭火时间短、灭火能力强。禁用水、酸碱式和泡沫式灭火器
D类	可燃性金属（钾、钠、钙、镁、铅、钛等）	砂土	严禁用水、酸碱式、泡沫式和二氧化碳灭火器灭火。扑灭D类火灾最经济有效的材料是砂土（注意消防用砂土应该清洗干净且放置在固定位置）。另外，偏硼酸三甲酯（TMB）灭火剂和原位石墨灭火剂也可用于此类火灾。偏硼酸三甲酯灭火剂因其受热分解，吸收大量的热量，并在可燃性金属表面生成氧化硼保护薄膜、隔绝空气。原位石墨灭火剂：由于它受热迅速膨胀，生成较厚的海绵状保护层，使燃烧区温度骤降，并隔绝空气，迅速灭火

（4）防灼伤。

①强酸、强碱、强氧化剂、溴、磷、钠、钾、苯酚、冰醋酸等都会腐蚀皮肤，特别要防止溅在皮肤上。若浓酸浓碱溅滴到皮肤上，应先用抹布擦干，再用大量清水冲洗，浓酸涂上5%碳酸氢钠溶液，浓碱涂上适量硼酸溶液，稀酸稀碱溅滴到皮肤上直接用大量清水冲洗，情况严重及时就医。

②强酸与水混合时，应当将强酸缓缓加入水中，以防止飞溅。当有化学试剂飞溅如眼内时，应立即用洗眼器冲洗眼睛，情况严重者及时就医。

③高压灭菌锅压力表应按规定期限进行检定，若发现压力表指示不稳定或不能恢复到零位、橡胶密封圈变形及螺丝、螺母松动现象应及时暂停使用，予以检修或更换配件。

④高压灭菌锅进行液体灭菌时，应将液体罐装在硬质的耐热玻璃瓶中，以不超过3/4体积为好，瓶口选用棉花纱塞，切勿使用未开孔的橡胶或软木塞。特别注意：在液体灭菌结束时不准立即释放蒸气，必须待压力表指针回复到零位后方可排放余汽，以免被蒸气灼伤。

⑤使用箱式电阻炉加热试剂后，应先打开炉门，待温度下降后再取出，在炉内取出试剂时必须使用隔热手套或铁钳，以防止烫伤。

3. 气体钢瓶的安全使用

(1)气体钢瓶的颜色标记。

实验室气体钢瓶常用的标记见表1-3。

表1-3　实验室气体钢瓶常用标记

气体类别	瓶身颜色	标字颜色	字样
氮气	黑	黄	氮
氧气	天蓝	黑	氧
氢气	深蓝	红	氢
乙炔	白	红	乙炔
纯氩气体	灰	绿	纯氩

(2)气体钢瓶的使用。

①在钢瓶上装上配套的减压阀。检查减压阀是否关紧的方法是逆时针旋转调压手柄至螺杆松动为止。

②打开钢瓶总阀门，此时高压表显示出瓶内贮气总压力。

③慢慢地顺时针转动调压手柄，至低压表显示出实验所需压力为止。

④停止使用时，先关闭总阀门，待减压阀中余气逸尽后，再关闭减压阀。

(3)注意事项。

①钢瓶应存放在阴凉、干燥、远离热源的地方。可燃性气瓶应与氧气瓶分开存放。

②搬运钢瓶要小心轻放，钢瓶帽要旋上。

③使用时应装减压阀和压力表。可燃性气瓶(如H_2、C_2H_2)气门螺丝为反丝；不燃性或助燃性气瓶(如N_2、O_2)为正丝。各种压力表一般不可混用。

④不要让油或易燃有机物沾染气瓶上(特别是气瓶出口和压力表上)。

⑤开启总阀门时，不要将头或身体正对总阀门，防止万一阀门或压力表冲出伤人。

⑥使用中的气瓶每三年应检查一次，装腐蚀性气体的钢瓶每两年检查一次，不合格的气瓶不可继续使用。

⑦钢瓶内气体不能全部用尽，要留下一些气体，以防止外界空气进入气体钢瓶(防止重新充气时发生危险)，一般应保持0.5MPa表压以上的残留压力。

⑧钢瓶须定期送交检验，合格钢瓶才能充气使用。

4. 化学实验废液(物)的安全处理

由于化学实验室的实验项目繁多，所使用的试剂与反应后的废物也大不相同，对一些毒害物质不能随手倒在水槽中。例如：氰化物的废液，若倒入强酸的介质中将立即产生剧毒的HCN，故此，一般将含有氰化物的废液倒入碱性亚铁盐溶液中使之转化为亚铁氰化物盐类，再作废液集中处理。又如重铬酸钾标准溶液是常用标准溶液之一，剩的重铬酸钾溶液应将其转化为三价铬再作废液处理，决不允许未经处理就倒入下水道。国家标准GB 8978—1996《污水综合排放标准》，对第一类污染物(指能在环境或动物体内蓄积，对人体产生长远影响的污染物)的允许排放浓度作了严格规定，如表1-4所示。

表1-4　第一类污染物的最高允许排放浓度

污染物	最高允许排放浓度/(mg/L)	污染物	最高允许排放浓度/(mg/L)
总汞	0.05(烧碱行业采用0.005mg/L)	总砷	0.5
烷基汞	不得检出	总铅	1.0
总镉	0.1	总镍	1.0
总铬	1.5	苯并芘(α)	0.00003
六价铬	0.5		

(1)含汞盐废液的处理。

将废液调至pH 8～10，加入过量的硫化钠，使其生成硫化汞沉淀，再加入共沉淀剂硫酸亚铁，生成的硫化铁吸附溶液中悬浮的硫化汞微粒而生成共沉淀。弃去清液，残渣用焙烧法回收汞，或再制成汞盐。

(2)含砷废液的处理。

加入氧化钙，调节pH值为8，生成砷酸钙和亚砷酸钙沉淀。或调节pH值为10以上，加入硫化钠与砷反应，生成难溶低毒的硫化物沉淀。

(3)含铅、镉废液的处理。

用消石灰将pH值调节至8～10，使Pb^{2+}、Cd^{2+}生成$Pb(OH)_2$和$Cd(OH)_2$

沉淀，加入硫化亚铁作为共沉淀剂，使之沉淀。

(4)含氰废液的处理。

用氢氧化钠调节pH值为10以上，加入过量的高锰酸钾(3%)溶液，使CN^-氧化分解。如CN^-含量高，可加入过量的次氯酸钙和氢氧化钠溶液。

(5)含氟废液的处理。

加入石灰生成氟化钙沉淀。

(6)含Cr^{6+}废液的处理。

我国环境保护有关规定，Cr^{6+}最高允许排放浓度为0.5mg/L，而有些国家往往限制到0.05mg/L。Cr^{6+}处理方法，一般常用化学还原法，还原剂可用SO_2等(二氧化硫、硫酸亚铁、亚硫酸氢钠等)。

例：$2SO_2 + 2H_2O \xlongequal{} 2H_2SO_4$

$$3SO_2 + Na_2Cr_2O_7 + H_2SO_4 \xlongequal{} Cr_2(SO_4)_3 + Na_2SO_4 + H_2O$$

铬酸盐被还原后，应使用石灰或氢氧化钠将铬酸盐转化成氢氧化铬从水中沉淀下来再另作处理。

$$Cr_2(SO_4)_3 + 3Ca(OH)_2 \xlongequal{} 2Cr(OH)_3\downarrow + 3CaSO_4$$

5. 化学实验室的安全防范

由于化学实验室一般都存放有化学试剂、易燃易爆的气体、有机溶剂等，因此，必须十分重视实验室的安全防范工作。对所有在实验室工作的人员和上实验课的学生，都必须进行安全教育，使所有人员都知道如何安全地进行工作和学习，更应该知道当事故发生时，应如何面对和采取怎样的应急措施。

综上所述，实验室的安全十分重要，所有人员必须遵守实验室的规则，使大家都有一个安全的工作和学习环境。

三、实验室急救与事故处理

学生在实验中，可能因为实验者操作不当或其他意外原因，导致各种意外事故的发生。一旦出现意外事故，应及时采取救护措施，在老师指导下，进行必要的紧急处理，减低实验伤害。事故严重时，经紧急处理后应及时送达医院救治。

化验室应备有急救箱，并经常检查，保证齐备无缺。箱中应有：消毒纱布、消毒绷带、消毒棉花球、止血带、红药水、紫药水、碘酒、橡皮膏、烫伤油膏、乙酸(3%~4%水溶液)、碳酸氢钠(2%水溶液)、硼酸洗液(3%水溶液)、医用乙醇(75%)、洗眼杯、消毒镊子及剪刀等。

1. 酸、碱腐蚀

少量浓酸或浓碱洒在衣服上或皮肤上时应立即用大量水冲洗，并将烧伤部位的衣服尽快脱下，继续用大量水冲洗，再分别用碳酸氢钠溶液(2%)轻轻擦洗，必要时去医院就医。

2. 眼部受伤

当眼睛里溅入腐蚀性药品时应立即用大量流水冲洗，但注意水压不要太大，以免眼球受伤，待药物充分洗净后再到医院就医。当眼睛里进入碎玻璃或其他固体异物时应闭上眼睛不要转动，立即到医院就医，更不要用手揉眼睛，以免引起更严重的擦伤。

3. 烧伤、烫伤

一旦皮肤出现烧伤、烫伤意外，应及时敷用烫伤药膏。也可用风油精、植物油(如麻油)直接涂于伤面，皮肤未破者，一般 5 ~ 10min 即可止痛。轻度伤害时，可用医用乙醇淋洗。注意避免二次伤害，一般不自行进行包扎，及时就医。

4. 氟溴腐蚀

使用氢氟酸后如感到接触部分开始疼痛，应立即用饱和硼砂溶液或冰与乙醇的混合液浸泡，并去医院进一步处理。如果在取用液溴进行稀释或其他实验时，意外发生溴腐蚀，应立即用 10% $Na_2S_2O_3$ 溶液清洗伤口，再用清水清洗，同时用甘油涂敷处理。

5. 失火事故

若遇起火，应立即设法灭火，采取措施防止火势蔓延(如切断电源、移走易燃和易爆物品等)。灭火方法要根据起火原因选用合适的方法，如遇有机溶剂(如酒精、汽油、乙醚等)起火应立即用湿布、石棉布或消防砂覆盖灭火，切勿泼水，泼水反而会使火蔓延；若遇电器设备着火，必须先切断电源，只能使用四氯化碳灭火器灭火，不能使用泡沫灭火器，以免触电；实验人员衣服着火时，切勿惊慌乱跑，应立即脱下衣服灭火，或用石棉布覆盖着火处，如果着火面积大来不及脱衣服时，就地卧倒打滚也可起到灭火作用。无论何种原因起火，必要时应及时通知消防部门。我国的火警电话号码为 119。

6. 触电伤害

人体触电时应立即切断电源，或用非导体将电线从触电者身上移开，如有休克现象，应将触电者移到有新鲜空气处立即进行人工呼吸或心脏按压，并请医务人员到现场抢救。

7. 刺激性气体或有毒气体伤害

实验中，不慎吸入有毒气体或有强刺激性气味气体时，应立即到室外，呼吸新鲜空气。必要时应进行解毒处理。

第二节　实验记录和数据处理

实验记录是化学实验工作原始情况的记载，对保证实验结果的准确性具有重要的意义，因此，应当进行有效的数据处理。

一、实验记录

化学实验中的各种测量数据及有关现象应及时、准确、详细而如实地记录在专门的实验原始记录本上，切忌带有主观因素，更不能随意抄袭、拼凑或伪造数据。实验记录是化学实验工作原始情况的记载，其基本要求如下。

(1)用钢笔或圆珠笔填写，文字记录应简单、明了、清晰、工整，数据记录应尽量采用一定的表格形式，使数据记录有条理，不易遗漏。

(2)实验中涉及的各种特殊仪器的型号、实验条件、标准溶液浓度等应及时记录。

(3)记录实验数据时，只能保留最后一位可疑数字。例如，常用滴定管的最小刻度是0.1mL，而读数时要读至0.01mL。如某一滴定管中溶液的体积读数为24.46mL，其中前三位数字是准确读取的，而最后一位6是估读的，最后一位数字称为可疑数字、有误差的数字或不确定的数字。

(4)原始数据不得随意涂改，不能缺项。在实验中，如发现数据测错、记错或算错需要改动时，可将该数据用一横线划去，并在其上方写上正确数字。

二、误差及其减免方法

在实验过程中客观存在着难于避免的误差。因此人们在进行定量分析时不仅测组分的准确含量，而且必须对分析结果进行评价，判断分析结果的可靠性，检查产生误差的原因，以便采取相应措施减少误差，使分析结果尽量接近客观真实值。

根据误差产生的原因及其性质的差异，可分为系统误差和随机误差两类。

1. 系统误差

在重复性条件下，对同一被测量进行无限多次测量所得结果的平均值与被测量的真实值之差，称为系统误差，又称可测误差，它是定量分析误差的主要来源，对测定结果的准确度有较大影响。系统误差是由分析过程中某些确定的、经常性的因素引起的，因此对测定值的影响比较恒定。系统误差的特点是具有“重现性”“单向性”和“可测性”。即在相同的条件下，重复测定时误差会重复出现，其正负、大小具有一定的规律性。如果能找出产生误差的原因，并设法测出其大小，那么系统误差就可以通过校正的方法予以减少或消除。产生系统误差的主要原因有以下几种。

(1)取样误差。取样误差是由于所取样品明显不具有代表性所造成的。例如，测定某河水的环境质量时，在污染物流入处单点取样分析，显然是不具有代表性的。

(2)方法误差。方法误差是由于分析方法本身的缺陷所引起的误差。例如，滴定分析中反应不完全或有副反应发生；重量分析中沉淀的溶解或共沉淀以及试样的溶解不完全等，都会带来误差。

(3)仪器误差。仪器误差是由于仪器、量器不准所引起的误差。如，用于分析测量的仪器本身不够精确或精度下降，或者仪器未调整到最佳状态、器皿等装置未经校正等都会引起误差。

(4)试剂误差。试剂误差是由于分析过程中所用的化学试剂不纯或蒸馏水中含有微量杂质等原因造成的。

(5)个人误差。个人误差又称为主观误差，它指的是在正常操作情况下，由于操作人员主观原因所造成的误差。例如滴定管读数经常偏高或偏低、滴定终点颜色辨别经常偏深或偏浅等。

2. 随机误差

测量结果与在重复性条件下，对同一被测量进行无限多次测量所得结果的平均值之差，称为随机误差。随机误差是在测量过程中由一系列随机(偶然)因素引起的误差，例如测量时，周围环境的温度、湿度变化，测量仪器自身的变动，分析人员操作的细小变化等都可能带来随机误差。这些因素很难被人们觉察或控制，也无法避免，随机误差就是这些偶然因素综合作用的结果。它不但造成测定结果的波动，也使得测定值与真实值发生偏离。随相误差的特点是：其大小和正负都难于预测，且不可被校正。故随机误差又称为偶然误差或不可测误差，它决定测定结果的精密度。

3. 误差的减免

从误差的分类和各种误差产生的原因来看，只有熟练操作并尽可能地减少系统误差和随机误差，才能提高分析结果的准确度。减免误差的方主要有以下几种。

(1)对照试验。对照试验是用来检验系统误差的有效方法。进行对照试验时，常用已知准确含量的标准试样(或标准溶液)代替样品，在同样的条件下，按同样方法进行分析测试用以对照；也可采用标准方法与所选用的方法同时测定某试样，由测定结果作统计检验；或者通过回收试验进行对照，以判断方法的可靠性。

通过对照试验可以校正测试结果、减少系统误差。

(2)空白试验。不加试样，但用与有试样同样的操作进行的试验，叫作空白试验。空白试验得到的结果称为“空白值”。从试样的分析结果中扣除空白值，就可以得到更接近于真实值的分析结果。

由试剂、蒸馏水、实验器皿以及环境带入的杂质所引起的系统误差，都可以通过空白试验来校正。空白值过大时，必须采取提纯试剂或改用适当器皿等措施来降低。

(3)校准仪器。在日常分析工作中，因仪器出厂时已进行过校正，只要仪器保管妥善，一般可不必进行校准。但在准确度要求较高的分析中，对所用的仪器如滴定管、移液管、容量瓶、天平砝码等，必须进行校准，求出校正值，并在计算结果时采用，以消除由仪器带来的误差。

(4)方法校正。某些分析方法的系统误差可用其他方法直接校正。例如，在重量分析中，使被测组分沉淀绝对完全是不可能的，必须采用其他方法对溶解损失进行校正：如测定制备水泥用的钢渣中硅含量时，沉淀硅酸后，可再用比色法测定残留在滤液中的少量硅，在准确度要求较高时，应将滤液中该组分的比色测定结果加到重量分析结果中去。

(5)进行多次平行测定。这是减小随机误差的有效方法。随机误差初看起来似乎没有规律性，但事实上偶然中包含着必然性，经过大量的实践发现，当测量次数很多时，随机误差的分布服从一般的统计规律：即大小相近的正误差和负误差出现的机会相等；小误差出现的频率较高，而大误差出现的频率较低。

可见在消除系统误差的情况下，平行测定的次数越多，则测得值的算术平均值就越接近真值。显然，无限多次测定的平均值，在校正了系统误差的情况下即为真值。因此适当增加测定次数，取其平均值可以减小偶然误差。

需要注意的是，在分析测试过程中还可能出现过失，如实验中粗心大意而损失试样、加错试剂、记录错误或计算错误等，这些都属于不应有的过失，会对分析结果带来严重影响，它们是不能通过上述方法减免的。因此，分析工作者应加强责任心，遵守科学道德，严谨求实。若在测定值中出现误差很大的数据，应分析其产生的原因，如确是因过失引起的，应予以剔除。

三、有效数字及其运算规则

1. 有效数字

有效数字是指在测量中实际能测量到的数字。因此，在记录测量数据和计算结果时，应根据所使用仪器的精确程度（即仪器的最小刻度），必须使所保留的有效数字中，只有最后一位是估计的。可见有效数字是由全部准确的数字和一位可疑数字构成的。

2. 有效数字的位数

确定有效数字的位数时应注意以下几点。

(1) 有效数字中的"0"有不同的意义。

①"0"在数字前，仅起定位作用，"0"本身不是有效数字。如 0.266 有三位有效数字；0.07 有一位有效数字。

②"0"在数字中，则是有效数字。如 25.06 有四位有效数字，1.0002 有五位有效数字。

③"0"在数字后，也是有效数字。如 26.00、0.5000、20.60 都有四位有效数字；0.0070 有两位有效数字。

④以"0"结尾的正整数，其有效数字的位数不定。如 25000，可能有两位、三位、四位，甚至有五位有效数字。这种数值应根据有效数字的位数情况，用科学记数法改写为 10 的整数次幂来表示。若有两位，则写成 2.5×10^4；若有三位，则写成 2.50×10^4；若有五位，则写成 2.5000×10^4。

(2) 含有对数的有效数字位数的确定，取决于小数部分数字的位数。整数部分只说明这个数的方次。如 pH = 11.02 的溶液，$[H^+] = 9.6\times10^{-12}$ mol/L，有二位有效数字。

(3) 百分数或千分数的有效数字的位数，取决于百分号前面的数字有效位数。如 55.08% 有四位有效数字，0.30% 有两位有效数字，0.007% 有一位有效数字。

(4) 对于计算公式中所含的自然数，如测定次数 $n=5$，化学反应计量系数 2、3、7、e 等常数，1/2 等系数均不是测量所得，可视为有足够多的有效数字。

(5)若某一数据的第一位有效数字等于或大于8，则有效数字的位数可多算一位，如0.0876、0.0980可视为四位有效数字。

(6)在进行单位换算时，有效数字的位数不能改变。如20.30mL=0.02030L，有四位有效数字；14.0g=1.40×10^4mg，有三位有效数字，不可写成14000mg。

(7)表示误差时，无论是绝对误差或相对误差，一般只需取一位有效数字，最多取两位有效数字。

3. 数字修约规则

实验的最终结果，常常需要对若干测量参数经各种数学运算才能求得，而各测量参数有效数字的位数又不尽相同，在计算时应弃去多余的数字进行修约。对数字的修约过去采用“四舍五入”的原则。显然逢5就进位的办法，从统计规律分析，会使数据偏向高的一边，引起系统的舍入误差。目前国家标准(GB)规定采用“四舍六入五取舍”的规则修约。

4. 有效数字的运算规则

对测量数值进行运算时，每个测量值的准确程度不一定完全相等，必须按有效数字的运算规则进行计算。

(1)加减法。几个数据相加或相减时，它们的和或差的有效数字位数的保留，应以小数点后位数最少即绝对误差最大的数据为准。将其他数据按数字修约规则修约多余数字后，再相加减。

(2)乘除法。几个数据相乘或相除时，它们的积或商的有效数字位数的保留，应以有效位数最少即相对误差最大的数据为准。将其他数据按数字修约规则修约后，再相进行计算。

四、实验报告

实验完毕后，应对实验现象认真分析和总结，对原始数据进行处理，对实验结果进行讨论，把直接的感性认识提高到理性认识阶段；对所学知识举一反三，会有更多的收获。这些工作都需通过书写实验报告来训练和完成。实验报告是实验的记录和总结，因此实验报告的格式应规范，内容应准确，书写要清楚，纸面要整洁。

由于实验类型的不同，对实验报告的要求、格式等也有所不同。但对实验报告的内容大同小异，一般都包括三部分，即预习部分、实验记录部分和数据整理及结论部分。

1. 预习(实验前完成)

预习部分通常包括下列内容。

(1)实验标题。

(2)实验日期。

(3)实验目的。

(4)仪器与药品：所用仪器型号，重要的仪器装置图等；药品规格及溶液浓度等。

(5)实验原理：简要地用文字和化学反应式说明，特殊仪器的实验装置应画出装置图。

(6)简明扼要地写出实验步骤。

2. 实验记录

实验记录又称原始记录，要根据实验类型自行设计记录项目或记录表格，在实验中及时记录。这部分内容一般包括实验现象、检测数据。有的实验数据直接由仪器自动记录或画成图像。

3. 数据整理及结论(实验后完成)

这部分包括结果计算、实验结论、问题讨论及现象分析等。

(1)结果计算与结论：对于制备与合成类实验，要求有理论产量计算、实际产量及产率计算。对于分析化学实验，要求写出计算公式和计算过程，计算实验误差并且报告结果。对于化学物理参数的测定，要有必要的计算公式和计算过程，并用列表法或图解法表达出来。

(2)问题讨论：对实验中遇到的问题、异常现象进行讨论，分析原因，提出解决办法，对实验结果进行误差计算和分析，对实验提出改进意见。

(3)实验总结：对所做实验进行总结并作出结论。

习　题

1. 下列数据包括几位有效数字?

(1)0. 0600　(2)25. 00　(3)5.50×10^4　(4)5.500×10^4

2. 将下列数据修约成两位有效数字。

(1)0. 205　(2)0. 085　(3)0. 451　(4)4. 3499

3. 根据有效数字的运算规则进行下列各式的计算。

(1)$7.9936/0.9967-5.02$

(2)$0.03250\times5.703\times60.1/126.4$

(3)2.187 + 9.6 + 0.584 − 0.0326

第三节　实验室用水基础知识

水是一种最广泛使用的化学试剂，同时也是最廉价的溶剂和洗涤液，可溶解许多物质，尤其是无机化合物。人们的生活、生产、科学研究等都离不开它。水质的好坏直接影响化工产品的质量和实验结果。

各种天然水，由于长期与土壤、空气、矿物质等接触，都不同程度地溶有无机盐、气体和某些有机物等杂质。其中，无机盐主要是钙和镁的酸式碳酸盐、硫酸盐、氯化物等；气体主要是氧气、二氧化碳和沸点低易挥发的有机物等。因此，天然水不宜直接用于化学实验，必须进行处理。

一、化学实验用水的分类

配制不同的试剂，对水质的要求也有所不同。一般实验室不能直接使用自来水或其他天然水，而需要按一定方法制备得到。例如，一般化学实验，只要用普通蒸馏水就可以了；配制标准溶液，就要用能满足试剂分析要求的蒸馏水或去离子水；配制氢氧化钠标准滴定溶液，还要求用不含二氧化碳的水。下面介绍实验用水的分类。

1. 按制备方法分类

根据制备方法的不同，可将化学实验用水分为蒸馏水、离子交换水和电渗析水。

(1)蒸馏水。用蒸馏法制得的水称为蒸馏水。由于可溶性盐不挥发，在蒸馏过程中留在剩余的水中，所以蒸馏水比较纯净。一般水的纯度可用电阻率(或电导率)的大小来衡量，电阻率越高或电导率越低(电阻率与电导率互为倒数)，说明水越纯净。蒸馏水在室温时的电阻率可达 $1\times10^5\Omega\cdot cm$，而自来水一般约为 $3\times10^3\Omega\cdot cm$。蒸馏水中的少量杂质，主要来自于冷凝装置的锈蚀及可溶性气体的溶解。在某些实验(如分析化学实验等)中，往往要求使用更高纯度的水，这时可在蒸馏水中加入少量高锰酸钾和氢氧化钡，再次进行蒸馏，以除去水中极微量的有机杂质、无机杂质以及挥发性的酸性氧化物(如 CO_2)。这种水称为重蒸水(二次蒸馏水)，电阻率可达 $1\times10^6\Omega\cdot cm$。保存重蒸水应用塑料容器而不能用玻璃容器，以免玻璃中所含钠盐及其他杂质会慢慢溶于水，而使水的纯度降低。

（2）离子交换水。用离子交换法制得的水叫离子交换水，因为溶于水的杂质离子已被除去，所以又称为去离子水。去离子水的纯度很高，常温下的电阻率可达 $5\times10^{6}\Omega\cdot cm$ 以上。但因未除去非离子型杂质，含有微量有机物，故为三级水。

（3）电渗析水。用电渗析法制得的水称为电渗析水。电渗析水纯度比蒸馏水低，未除去非离子型杂质。电阻率为 $10^{4}\sim10^{5}\Omega\cdot cm$，接近三级水的质量。

2. 按水的质量分类

按水的质量可将化学实验用水分为一级水、二级水及三级水。

（1）三级水。三级水包括蒸馏水、离子交换水及电渗析水等。它是最普遍使用的纯水，可直接用于一般化学分析实验、无机化学实验及有机化学实验，还用于制备二级水乃至一级水。

（2）二级水。可用离子交换或多次蒸馏等方法制取。二级水主要用于无机痕量分析实验，如原子吸收光谱分析、电化学分析实验等。

（3）一级水。可用二级水经过石英设备蒸馏或离子交换混合床处理后，再经 0.2μm 微孔滤膜过滤来制取。一级水主要用于有严格要求的分析化学实验，包括对微粒有要求的实验，如高效液相色谱分析用水等。

二、化学实验用水的检验

分析化学实验应使用纯水，一般是蒸馏水或去离子水。有的实验要求用二次蒸馏水或更高规格的纯水（如：电分析化学、液相色谱等的实验）。纯水并非绝对不含杂质，只是杂质含量极微而已。分析化学实验用水的级别及主要技术指标，见表1-5。

表1-5　分析化学实验室用水的级别及主要技术指标（GB 6682—2008）

指标名称		一级	二级	三级
pH值范围（25℃）		—	—	5.0～7.5
电导率（25℃）/（mS/m）	≤	0.01	0.10	0.50
可氧化物质（以O计）/（mg/L）	≤	—	0.08	0.4
蒸发残渣（105℃±2℃）/（mg/L）	≤	—	1.0	2.0
吸光度（254nm，1cm光程）	≤	0.001	0.01	—
可溶性硅（以 SiO_2 计）/（mg/L）	≤	0.01	0.02	—

注：由于在一级、二级纯度的水中，难于测定真实的pH值，因此，对一级水、二级水的pH值范围不做规定；由于在一级水的纯度下，难于测定可氧化物质和蒸发残渣，对其限量不做规定，可用其他条件和制备方法来保证一级水的质量。

纯水的质量检验指标很多，分析化学实验室主要对实验用水的电阻率、酸碱度、钙镁离子、氯离子的含量等进行检测。

(1)电阻率：选用适合测定纯水的电导率仪(最小量程为0.02μS/cm)测定。

(2)酸碱度：要求pH值为6～7。检验方法如下：

①简易法：取2支试管，各加待测水样10mL，其中一支加入2滴甲基红指示剂应不显红色；另一支试管加5滴0.1%溴麝香草酚蓝(溴百里酚蓝)不显蓝色为符合要求。

②仪器法：用酸度计测量与大气相平衡的纯水的pH值，在6～7为合格。

(3)钙镁离子：取50mL待测水样，加入pH＝10的氨水－氯化铵缓冲液1mL和少许铬黑T(EBT)指示剂，不显红色(应显纯蓝色)。

(4)氯离子：取10mL待测水样，用2滴1mol/L HNO_3 酸化，然后加入2滴10g/L $AgNO_3$ 溶液，摇匀后不浑浊为符合要求。

化学分析法中，除络合滴定必须用去离子水外，其他方法均可采用蒸馏水。分析实验用的纯水必须注意保持纯净、避免污染。通常采用以聚乙烯为材料制成的容器盛载实验用纯水。

三、实验室用水的贮存

实验室贮水的容器一般是玻璃容器和聚乙烯容器。水在贮存期间会受所盛容器中的可溶性成分、空气中的二氧化碳和氨等气体的污染。因此，容器在使用前应用20%盐酸浸泡半天，再用实验室用水多次冲洗贮存用的容器，容器上的盖子、塞子要盖严塞紧。

用玻璃容器盛装蒸馏水或去离子水，水会溶解玻璃中的可溶性物质，因此，高纯水应贮于有机玻璃、石英或塑料容器中。对于一级水不可贮存，应临用前制备。

四、制药用水

水是药物生产中用量最大、使用广的一种辅料，用于生产过程和药物制剂的制备。制药用水通常指制药工艺过程中用到的各种质量标准的水。《中国药典》(2020版)所收载的制药用水，因其使用的范围不同而分为饮用水、纯化水、注射用水和灭菌注射用水。一般应根据各生产工序或使用目的与要求选用适宜的制药用水。

(1)饮用水：为天然水经净化处理所得的水，其质量必须符合现行中华人民共和国国家标准《生活饮用水卫生标准》。饮用水可作为药材净制时的漂洗、制药用具的粗洗用水。除另有规定外，也可作为饮片的提取溶剂。

(2)纯化水：为饮用水经蒸馏法、离子交换法、反渗透法或其他适宜的方法制备的制药用水，不含任何附加剂。其质量应符合《中国药典》(2020 年版)纯化水项的规定。

(3)注射用水：为纯化水经蒸馏所得的水，应符合细菌内毒素实验要求。注射用水必须在防止细菌内毒素产生的设计条件下生产、贮藏及分装。其质量应符合《中国药典》(2020 年版)注射用水项下的规定。

(4)灭菌注射用水：为注射用水按照注射剂生产工艺制备所得，不含任何添加剂。其质量应符合《中国药典》(2020 年版，二部)灭菌注射用水项下的规定。灭菌注射用水灌装规格应与临床需要相适应，避免大规格、多次使用造成的污染。

纯化水可作为配制普通药剂的溶剂或试验用水，不得用于注射剂的配制。只有注射用水才可配制注射剂，灭菌注射用水主要用做注射用无菌粉末的溶剂或注射液的稀释剂。

思考题

(1)自来水为什么不能直接用于化学实验？

(2)纯水有几种级别？各有何用途？

第四节 化学试剂基础知识

化学试剂是进行化学研究、成分分析的相对标准物质，是在化学实验、化学分析、化学研究及其他实验中使用的各种纯度等级的化合物或单质。分析化学实验中所用试剂的质量，直接影响分析结果的准确性，因此应根据所做实验的具体情况，如分析方法的灵敏度与选择性，分析对象的含量及对分析结果准确度的要求等，合理选择相应级别的试剂，在既能保证实验正常进行的同时，又可避免不必要的浪费。另外试剂应合理保存，避免污染和变质。

一、化学试剂的分类

化学试剂种类繁多，其等级划分和名词的使用在国内外尚未统一。

化学试剂产品已有数千种，而且随着科学技术和生产的发展，新的试剂种类还将不断产生，现在还没有统一的分类标准，本书只简要地介绍标准试剂、一般试剂、高纯试剂和专用试剂。

1. 标准试剂

标准试剂是用于衡量其他(欲测)物质化学量的标准物质，习惯称之为基准试剂，其特点是主体含量高，使用可靠。我国规定滴定分析第一基准试剂和滴定分析工作基准试剂的其主体含量分别为100% ±0.02% 和100% ±0.05%。主要国产标准试剂的种类及用途见表1-6。

表1-6 主要国产标准试剂的规格与用途

类　　别	主 要 用 途
滴定分析第一基准试剂	工作基准试剂的定值
滴定分析工作基准试剂	滴定分析标准溶液的定值
滴定分析标准溶液	滴定分析法测定物质的含量
杂质分析标准溶液	仪器及化学分析中作为微量杂质分析的标准
一级 pH 基准试剂	pH 基准试剂的定值和高精密度 pH 计的校准
pH 基准试剂	pH 计的校准(定位)
热值分析试剂	热值分析仪的标定
气相色谱分析标准试剂	气相色谱法进行定性和定量分析的标准
临床分析标准溶液	临床化验
农药分析标准试剂	农药分析
有机元素分析标准试剂	有机物元素分析

2. 一般试剂

一般试剂是实验室最普遍使用的试剂，其规格是以其中所含杂质的多少来划分，包括通用的一、二、三、四级试剂和生化试剂等。一般试剂的分级、标志、标签颜色和主要用途列于表1-7。

表1-7 一般化学试剂的规格及选用

级别	中文名称	英文符号	适用范围	标签颜色
一级	优级纯(保证试剂)	G R	精密分析实验	绿色
二级	分析纯(分析试剂)	A R	一般分析实验	红色
三级	化学纯	C P	一般化学实验	蓝色
四级	实验试剂	L R	一般化学实验辅助试剂	棕色或其他颜色
生化试剂	生化试剂、生物染色剂	B R	生物化学及医用化学实验	咖啡色、玫瑰色

3. 高纯试剂

高纯试剂其最大的特点是其杂质含量比基准试剂低，用于微量或痕量分析中试样的分解和试液的制备，可最大限度地减少空白值带来的干扰，提高测定结果的可靠性。同时，高纯试剂的技术指标中，其主体成分与基准试剂相当，但标明杂质含量的项目则多 1 ~2 倍。

4. 专用试剂

专用试剂顾名思义是指专门用途的试剂。例如在色谱分析法中用的色谱纯试剂、色谱分析专用载体、填料、固定液和薄层分析试剂，光学分析法中使用的光谱纯试剂和其他分析法中的专用试剂。专用试剂除了符合高纯试剂的要求外，更重要的是在特定的用途中，其干扰的杂质成分应在不产生明显干扰的限度之下。

二、使用试剂注意事项

(1) 打开瓶盖(塞)取出试剂后，应立即将瓶(塞)盖好，以免试剂吸潮、污染和变质。

(2) 瓶盖(塞)不许随意放置，以免被其他物质污染，影响原瓶试剂质量。

(3) 试剂应直接从原试剂瓶取用，多取试剂不允许倒回原试剂瓶。

(4) 固体试剂应用洁净干燥的小勺取用。取用强碱性试剂后的小勺应立即洗净，以免腐蚀。

(5) 用吸管取用液态试剂时，决不许用同一吸管同时吸取二种试剂。

(6) 盛装试剂的瓶上，应贴有标明试剂名称、规格及出厂日期的标签，没有标签或标签字迹难以辨认的试剂，在未确定其成分前，不能随便用。

三、试剂的保存

试剂放置不当可能引起质量和组分的变化，因此，正确保存试剂非常重要。一般化学试剂应保存在通风良好、干净的房子里，避免水分、灰尘及其他物质的污染，并根据试剂的性质采取相应的保存方法和措施。

(1) 容易腐蚀玻璃影响试剂纯度的试剂，应保存在塑料瓶或涂有石蜡的玻璃瓶中。如：氢氟酸、氟化物(氟化钠、氟化钾、氟化铵)、苛性碱(氢氧化钾、氢氧化钠)等。

(2) 见光易分解、遇空气易被氧化和易挥发的试剂应保存在棕色瓶里，放置在冷暗处。如过氧化氢(双氧水)、硝酸银、焦性没食子酸、高锰酸钾、草酸、铋酸钠等属见光易分解物质；氯化亚锡、硫酸亚铁、亚硫酸钠等属易被空气逐渐氧化的物质；溴、氨水及大多有机溶剂属易挥发的物质。

(3)吸水性强的试剂应严格密封保存。如：无水碳酸钠、苛性钠、过氧化物等。

(4)易相互作用、易燃、易爆炸的试剂，应分开贮存在阴凉通风的地方。如：酸与氨水、氧化剂与还原剂属易相互作用物质；有机溶剂属易燃试剂；氯酸、过氧化氢、硝基化合物属易爆炸试剂。

(5)剧毒试剂应专门保管，严格取用手续，以免发生中毒事故。如：氰化物(氰化钾、氰化钠)、氢氟酸、二氯化汞、三氧化二砷(砒霜)等属剧毒试剂。

四、试剂的取用

一般在准备实验时分装化学试剂：固体试剂一般盛放在取用方便的广口瓶中，液体试剂和配制的溶液则盛放在倒取方便的细口瓶中，一些用量小而使用频繁的试剂，如指示剂、定性分析试剂等可盛放在滴瓶中。盛有试剂的试剂瓶都应贴有标签，注明试剂名称、规格、制备日期、浓度等，标签外面涂上了一层薄蜡或用透明胶带等保护。

注意在取用试剂前要核对标签，确认无误后才能取用。各种试剂瓶的瓶盖取下后不能乱放，一般应倒立仰放在实验台上，如果瓶盖顶不是平顶而是扁平的则可用食指和中指夹住瓶盖暂不放置，同时进行取用操作，或放在清洁干燥的表面皿上，绝不能横置实验台上使其受到污染。取用试剂后要及时盖好瓶盖(注意不要盖错)，并将试剂瓶放回原处，以免影响他人使用。试剂取量要合适，多余的试剂不可倒入原试剂瓶中，以免污染试剂。有回收价值的，可放回回收瓶中。不得用手直接接触化学试剂。

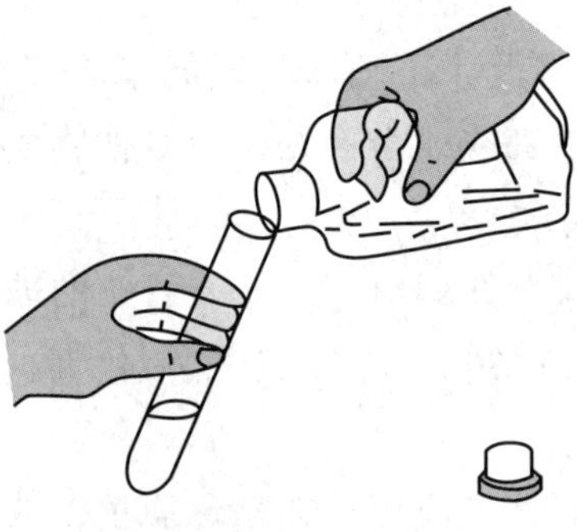

图 1-1　液体试剂的取用

1. *液体试剂的取法*

从试剂瓶取用试剂的方法：取下瓶塞把它仰放在台上，用左手的拇指、食指和中指拿住容器(如试管、量筒等)，用右手拿起试剂瓶，注意使试剂瓶上的标签对着手心，慢慢倒出所需要量的试剂(如图 1-1 所示)。倒完后，应该将试剂瓶口在容器上靠一下，再使瓶子竖直，这样可以避免遗留在瓶口的试剂从瓶口流到试剂瓶的外壁。

如盛装容器是烧杯，则应左手持玻璃棒，让试剂瓶口靠在玻璃棒上，使滴液顺玻璃棒流入烧杯。倒毕，应将瓶口顺玻璃棒向上提一下再离开玻璃棒，使瓶口残留的溶液顺玻璃棒流入烧杯。必须注意倒完试剂后，瓶塞须立刻盖在原来试剂瓶上，把试剂瓶放回原处，并使瓶上的标签朝外。

从滴瓶中取用少量试剂时，先提起滴管，使管口离开液面，用手指捏紧滴管上部的橡皮头，以赶出滴管中的空气。然后把滴管伸入试剂瓶中，放开手指，吸入试剂，再提起滴管，将试剂滴入试管或烧杯中。使用滴瓶时，必须注意下列各点：

(1)将试剂滴入试管中时，必须将它悬空地放在靠近试管口的上方，然后用拇指和食指挤捏橡皮头，使试剂滴入试管中。绝对禁止将滴管伸入试管中，否则滴管的管端将很容易碰到试管壁上而沾附其他溶液。如果再将此滴管放回试剂瓶中，则试剂将被污染，不能再使用。滴管口不能朝上，以防管内溶液流入橡皮头内与橡皮发生作用，腐蚀橡皮头并污染滴瓶内的溶液。

(2)滴瓶上的滴管只能专用，不能和其他滴瓶上的滴管搞错，因此，使用后应立即将滴管插回原来的滴瓶中，勿张冠李戴。一旦插错了滴管，必须将该滴瓶中的试剂全部倒掉，洗净滴瓶及滴管，重新装入纯净的试剂溶液。

(3)试剂应按次序排列，取用试剂时不得将瓶从架上取下，以免搞乱顺序，寻找困难。

2. 固体试剂的取法

(1)取固体试剂要用洁净干燥的药匙，药匙用牛角、塑料或不锈钢制成，它的两端分别是大小两个匙，取较多试剂时用大匙，取少量试剂或所取试剂要加入到小试管中时，则用小匙。应专匙专用，用过的药匙必须及时洗净晾干存放在干净的器皿中。

(2)往试管特别是未干燥的试管中加入固体试剂时，可将试管倾斜至近水平，再把药品放在药匙里或干净光滑的纸对折成的纸槽中，伸进试管约2/3处(如图1-2所示)，然后直立试管和药匙或纸槽，让药品全部落到试管底部。

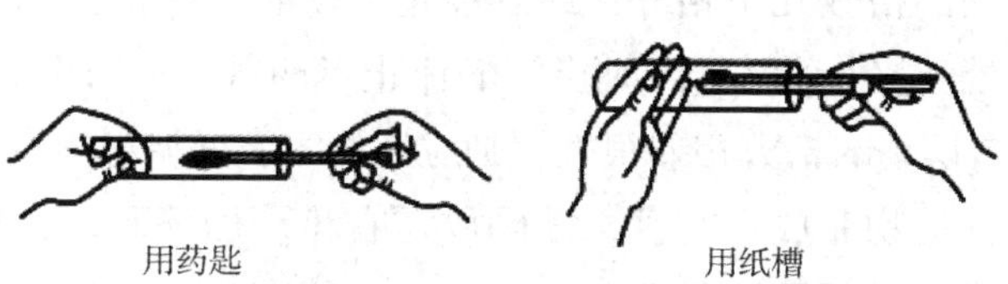

图1-2　用药匙和纸槽往试管里放入固体粉末

取用块状固体时，应先将试管横放，然后用镊子把药品颗粒放入试管口，再把试管慢慢地竖立起来，使药品沿管壁缓缓滑到底部(如图1-3所示)。若垂直悬空投入，则易击破试管底部。

(3)颗粒较大的固体，应放入洁净而干燥的研钵中研碎后再取用。研磨时研钵中所盛固体的量不得超过研钵容量的1/3。

(4)取用一定质量的固体试剂时，可用托盘天平或分析天平等进行称量。分析天平的称量方法见第三章。

托盘天平又叫台秤，其操作简便快速、称样量大，但称量精度不高，一般能称准到0.1g。也有能称准到0.001g的托盘天平，可用于精确度要求不高的称量。

托盘天平的构造如图1-4所示。它是由天平横梁、支承横梁的天平座、放置称量物和砝码的秤盘、平衡螺杆、平衡螺母、指针、刻度盘、刻度标尺及游码等部件组成。刻度标尺上的每一大格为1g，一大格又分为若干小格，每一小格为0.1g或0.2g。托盘天平的规格根据其最大载荷可分为：100g、200g、500g、1000g、2000g。

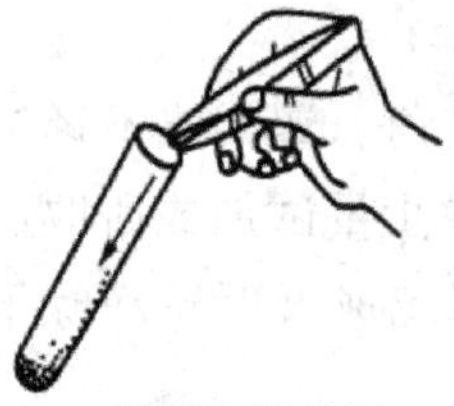

图1-3　颗粒块状固体试剂加入法

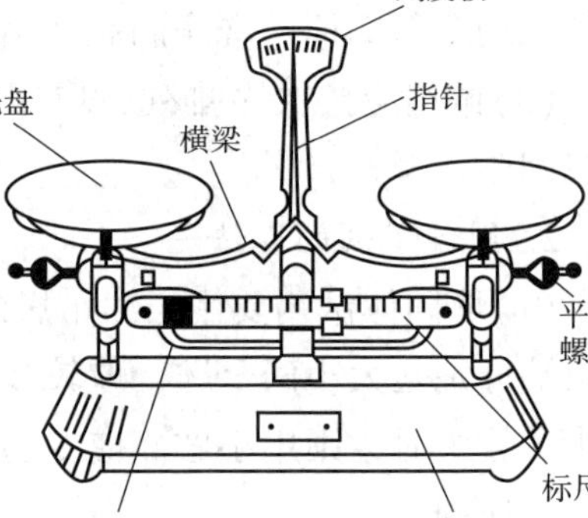

图1-4　托盘天平

使用前，应先将游码拨至刻度尺左端"0"处，观察指针的摆动情况。若指针在刻度盘左右摆动的格数几乎相等，或者停止摆动时指针指在刻度盘的左右中线上，则表示天平处于平衡状态(此时指针的休止点叫零点)，即天平可以使用。若指针在刻度盘左右摆动的格数相差很大，则应用调零螺丝调准零点后方可使用。

称量时，被称的物品放在左盘，砝码放在右盘。加砝码时，先加大砝码，若偏大，再换小砝码，最后用游码调节，至指针在刻度盘左右两端摆动的格数几乎相等为止(此时指针的休止点叫停点或平衡点)。把砝码和游码的数值加在一起，就是托盘中物品的质量(读准至0.1g)。

注意，不可把药品直接放在托盘上(而应放在称量纸上)称量，潮湿或具有腐蚀性的药品应放在已称量过的洁净干燥的容器(如表面皿、小烧杯等)中称量。不可以把热的物品放在托盘天平上称量。称量完毕，要把砝码放回砝码盒中，将游码退到刻度“0”处，将托盘天平清扫干净。注意，天平的砝码必须用镊子取放。

(5)有毒药品要在教师指导下取用。

试剂取用后应立即将瓶塞盖严，并放回原处。

3. 试剂取用的估量

有些化学试剂的用量通常不要求十分准确，不必称量或量取，估量即可。所以，要学会估计液体和固体的量。

对于液体试剂，一般滴管的 20 滴约为 1mL，10mL 的试管中试液约占 1/5 时，则试液约为 2mL。不同的滴管，滴出的每滴液体的体积也不相同。可用滴管将液体(如水)滴入干燥的量筒，测量滴至 1mL 的滴数，即可求算出 1 滴液体的体积。

对于固体试剂，常要求取少量，可用药匙的小头取一平匙即可。有时要求取米粒、绿豆粒或黄豆粒大小等，所取量与之相当即可。

思　考　题

(1)一般化学试剂有哪些规格？各有什么用途？怎样合理选用？

(2)取用固体试剂和液体试剂时，应注意些什么？

技能训练 1-1　液体和固体试剂的取用

一、训练目的

(1)熟练掌握固体试剂、液体试剂的取用方法。

(2)掌握取用试剂的估量方法。

二、仪器与试剂

量筒、试管、烧杯、玻璃棒、表面皿、毛刷、洗瓶、镊子、药匙、纸槽、滤纸、托盘天平。

0.1% NaCl 溶液、0.05mol/L $KMnO_4$ 溶液、$KMnO_4$ 固体、粗食盐、粗锌粒。

三、操作步骤

(1)选择适宜的量筒，分别量取 8mL 和 20mL 0.1% 的 NaCl 溶液，并分别倾入试管和 100mL 烧杯中。

(2)量取 1mL 0.01mol/L $KMnO_4$ 溶液，倒入试管中，观察并估量 1mL 溶液占试管容积的几分之几。

在同样规格的另一支试管中估取约 1mL 0.01mol/L $KMnO_4$ 溶液，并倒入量筒中，观察误差的大小。

量取 3mL 0.01mol/L $KMnO_4$ 溶液，重复上述操作。

(3)用滴管吸取 0.1% NaCl 溶液，并逐滴地滴到 10mL 量筒中，记录滴至 1mL 刻度处时的总滴数。记住这个数字，这是不用量筒量取少量溶液的简便方法。

(4)对托盘天平的构造进行熟悉，并练习调"零"点的操作。

(5)用托盘天平称量一个洁净的表面皿，并记录它的质量。然后，在托盘天平右盘上添加 1g 砝码。再向左盘上的已知质量的表面皿里小心加入 $KMnO_4$ 固体，直到天平两端平衡为止。取下表面皿，将砝码放回砝码盒中，恢复天平平衡状态。回收 $KMnO_4$ 固体。

在托盘天平的左、右盘中，各放两张同样大小的滤纸，观察天平平衡状态。再按上述方法称量 6g 粗食盐，并将称得的食盐倒入试管中，再将其倒入回收瓶中。

(6)用托盘天平称取 1g 粗锌粒，并将称得的锌粒放入试管中，然后回收之。

四、数据记录

思　考　题

(1)用托盘天平称量固体药品时，应注意什么？

(2)粗食盐和锌粒放入试管中的方法相同吗？为什么？

第五节　滤纸、试纸

一、滤纸

滤纸主要用于重量分析和分离操作中沉淀的分离。有各种不同类型的滤纸，在实验过程中，应当根据沉淀的性质和数量，合理地选用滤纸。

1. 滤纸的类型

化学实验室中常用的有定量滤纸和定性滤纸两种。

定量滤纸又称为无灰滤纸，用于重量分析。用稀盐酸和氢氟酸处理过，其中大部分无机杂质都已被除去，每张滤纸灼烧后的灰分常小于0.1mg(小于或等于常量分析天平的感量)，在重量分析法中可以忽略不计。定性滤纸则不然，主要用于一般沉淀的分离，不能用于重量分析。

按过滤速度和分离性能的不同，滤纸又可分为快速、中速和慢速滤纸三种，在滤纸盒上分别用白带、蓝带和红带作为标志。

2. 滤纸的主要技术指标及规格

滤纸外形有圆形和方形两种。圆形滤纸可以是定性滤纸也可以是定量滤纸，常用的圆形滤纸规格有55mm、70mm、90mm、110mm、125mm、150mm、180mm、230mm、270mm。方形滤纸都是定性滤纸，规格一般有600mm × 600mm、300mm × 300mm。

我国国家标准《化学分析滤纸》(GB/T 1914—2017)对定量滤纸和定性滤纸产品的分类、型号和技术指标及试验方法等都有规定。滤纸产品按质量分为优等品、一等品和合格品。

二、试纸

试纸是用滤纸浸渍指示剂或液体试剂而制成的，用于定性检验一些溶液的性质或某些物质的存在。其具有制作简易、使用方便、反应快速等特点。各种试纸都应当密封保存，防止被实验室里的气体或其他物质污染而变质、失效。试纸的种类很多，本节介绍实验室常用的几种试纸。

1. 酸碱性试纸

(1)pH试纸。pH试纸用于检测溶液的pH值，有广泛pH试纸和精密pH试纸两种，有商品出售。

广泛pH试纸，按变色范围又可分为pH值为1 ~ 10、1 ~ 12、1 ~ 14、9 ~ 14四种，最常用的是1 ~ 14的pH试纸。广泛pH试纸用于粗略地检测溶液的pH值，其测定的pH变化值为1个单位。

精密pH试纸种类很多，按变色范围可分为pH值为0.5 ~ 5.0、2.7 ~ 4.7、3.8 ~ 5.4、5.4 ~ 7.0、6.8 ~ 8.4、8.2 ~ 10.0、9.5 ~ 13.0等，可以根据不同的需求选用。精密pH试纸用于比较精确地检测溶液的pH值，其测定的pH变化值小于1个单位。

(2)石蕊试纸。石蕊试纸用于检测溶液的酸碱性。有红色石蕊试纸和蓝色石蕊试纸两种，有商品出售。酸性溶液使蓝色石蕊试纸变红，碱性溶液使红色石蕊试纸变蓝。

(3)其他酸碱试纸。酚酞试纸为白色，遇碱性介质变成红色。苯胺黄试纸为黄色，遇酸性介质变成红色。中性红试纸有黄色和红色两种：黄色中性红试纸遇到碱性介质变成红色，遇强酸变成蓝色；红色中性红试纸遇到碱性介质变成黄色，在强酸中变成蓝色。

2. 特性试纸

(1)淀粉碘化钾试纸。将3g可溶性淀粉加入25mL水中，搅匀，倾入225mL沸水中，再加入1g KI和1g Na_2CO_3，用水稀释至500mL。将滤纸浸入浸渍，取出，在阴凉处晾干成白色，剪成条状，贮存于棕色瓶中备用。

淀粉碘化钾试纸用于检验 Cl_2、Br_2、NO_2、O_2、HClO、H_2O_2 等氧化剂，湿润的淀粉碘化钾试纸遇到这些氧化剂变成蓝色。其原因是，上述氧化剂将试纸中的 I^- 氧化而生成了 I_2，生成的 I_2 立即与淀粉作用呈蓝色。

(2)醋酸铅试纸。将滤纸用3%的 $Pb(Ac)_2$ 溶液浸泡后，在无 H_2S 的环境中晾干而成。试纸为无色，用于检验痕量 H_2S 的存在。H_2S 气体与湿润的试纸上的 $Pb(Ac)_2$ 反应生成 PbS 沉淀。沉淀呈黑褐色并有金属光泽，有时颜色较浅但有金属光泽为特征。若溶液中 S^{2-} 的浓度较小，加酸酸化逸出 H_2S 量较少，用此试纸就不易检出。

(3)硝酸银试纸。将滤纸放入2.5%的 $AgNO_3$ 溶液中浸泡后，取出晾干即成，保存在棕色瓶中备用。硝酸银试纸为黄色，遇 AsH_3 有黑斑形成。

(4)电极试纸。1g 酚酞溶于100mL乙醇中，5g NaCl 溶于100mL水中，将两溶液等体积混合。取滤纸浸入混合溶液中浸泡后，取出干燥即成。将该试纸用水润湿，接在电池的两个电极上，电解一段时间，与电池负极相接的地方呈现酚酞与 NaOH 作用的红色。

3. 试纸的使用

(1)石蕊试纸和酚酞试纸的使用。用镊子取一小块试纸放在干净的表面皿边缘上或点滴板上，用玻璃棒将待测溶液搅拌均匀，然后用棒端蘸少量溶液点在试纸块中部，观察试纸颜色的变化，确定溶液的酸碱性。切勿将试纸投入溶液中，以免污染溶液。

(2)pH 试纸的使用。用法同石蕊试纸。待试纸变色后与色阶板的标准色阶比较，确定溶液的 pH 值。

(3)淀粉碘化钾试纸的使用。将一小块试纸用蒸馏水润湿后，放在盛有待测溶液的试管口上，如有待测气体逸出，试纸则变色。必须注意不要使试纸直接接触待测物。

(4)醋酸铅和硝酸银试纸的用法与淀粉碘化钾试纸基本相同，区别是湿润后的试纸盖在放有反应溶液的试管口上。

使用试纸时，每次用一小块即可，不要直接用手取用试纸，以免手上不慎沾上的化学品污染试纸。从容器取出所需试纸后要立即盖严容器。

思考题

(1)化学实验中常用的滤纸有哪些？

(2)试纸有哪些类型，各有什么用途？

技能训练 1-2 试纸的使用

一、训练目的

(1)了解试纸的类型。

(2)学会选择和使用试纸。

二、仪器与试剂

点滴板、表面皿、玻璃棒。

0.1mol/L HCl、0.1mol/L H_2SO_4、0.1mol/L NaOH、0.1mol/L KOH、0.1mol/L NaCl、蒸馏水、广泛 pH 试纸、精密 pH 试纸、酚酞试纸、石蕊试纸。

三、操作步骤

(1)溶液的酸碱性和 pH 值的测定。用广泛 pH 试纸和精密 pH 试纸，分别测定下表中各溶液的 pH 值。

被测溶液	溶液的 pH 值	溶液的酸碱性
0.1mol/L HCl		
0.1mol/L H_2SO_4		
0.1mol/L NaOH		
0.1mol/L KOH		
0.1mol/L NaCl		
蒸馏水		

(2)用酚酞试纸和红色石蕊试纸分别测定下表中各溶液的酸碱性。

被测溶液	酚酞试纸		红色石蕊试纸	
	溶液的酸碱性	现象	溶液的酸碱性	现象

第六节　化学实验常用器皿

一、玻璃仪器

玻璃具有很高的化学稳定性、热稳定性、良好的透明度、良好的机械强度及绝缘性能；来源方便，可制成不同形状的产品。改变玻璃的化学组成可以制成适应各种不同要求的玻璃。玻璃的化学成分主要是 SiO_2、CaO、Na_2O、K_2O。引入 B_2O_3、Al_2O_3、ZnO、BaO 等可使玻璃具有不同的性质和用途。硬质玻璃含 SiO_2、B_2O_3 高，可用于制作烧器类耐热产品。一般玻璃用于制作滴管、量器等。浓碱液及氢氟酸腐蚀玻璃。

化学实验常用的仪器中，大部分为玻璃制品和一些瓷质类器皿。瓷质类器皿包括蒸发皿、布氏漏斗、瓷坩埚、瓷研钵等。玻璃仪器种类很多，按用途大体可分为容器类、量器和其他器皿类。

容器类包括试剂瓶、烧杯、烧瓶等。根据它们能否受热又可分为可加热的器皿和不宜加热的器皿。

量器类有量筒、移液管、滴定管、容量瓶等。量器类一律不能受热。

其他器皿包括具有特殊用途的玻璃器皿，如冷凝管、分液漏斗、干燥器、分馏柱、砂芯漏斗、标准磨口玻璃仪器等。

标准磨口玻璃仪器(简称标准口玻璃仪器)，是具有标准内磨口和外磨口的玻璃仪器。标准磨口是根据国际通用技术标准制造的，国内已经普遍生产和使用。使用时根据实验的需要选则合适的容量和口径。相同编号的磨口仪器，它们的口径是统一的，连接是紧密的，使用时可以互换。用少量的仪器可以组装多种不同的实验装置，通常应用在有机化学实验中。

使用标准磨口玻璃仪器时应注意以下几点：

①磨口处必须洁净，不能沾有固体杂物或硬质杂物，以免磨口对接不严，导致漏气。

②装配仪器时，要注意安装顺序正确，装置整齐、稳妥，保证磨口的连接处不受到应力。

③一般用途的磨口无需涂润滑剂，以免污染反应物或生成物，但若反应中有强碱性物质或进行减压蒸馏时，磨口应涂润滑脂(真空活塞脂)。

④用后应立即拆卸洗净，否则磨口的连接处将会发生黏结，难以拆开。

化学实验常用的仪器、器皿、用具的种类繁多，本节仅介绍常用的玻璃仪器及其他常见的简单器皿和用具，见图 1-5。

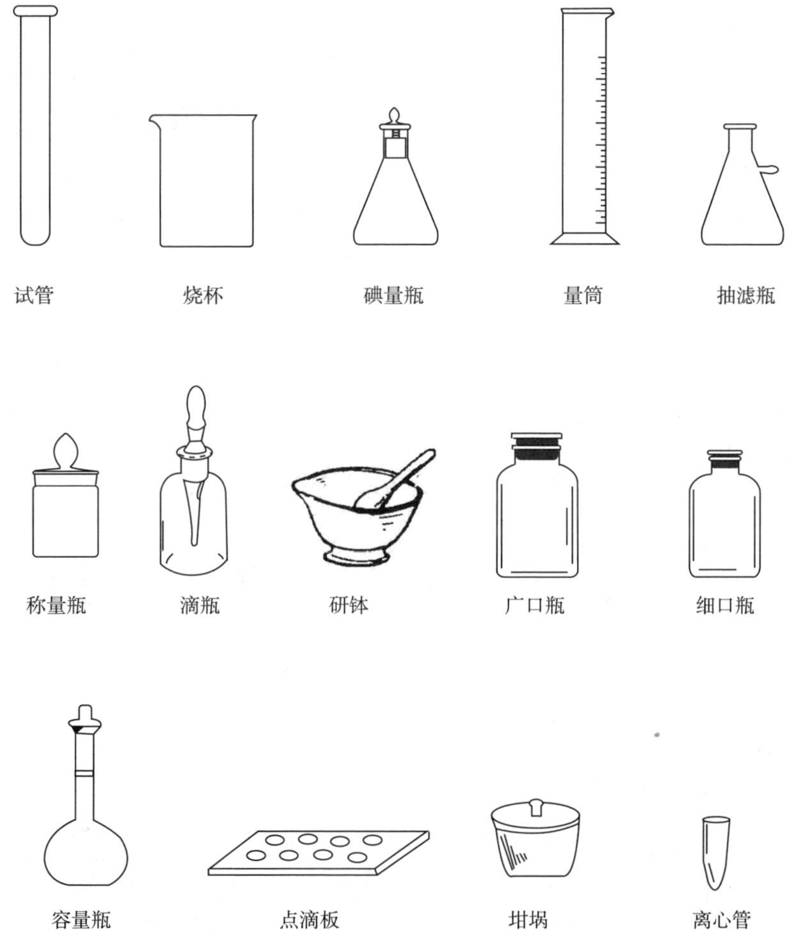

图 1-5　常见实验室仪器器具

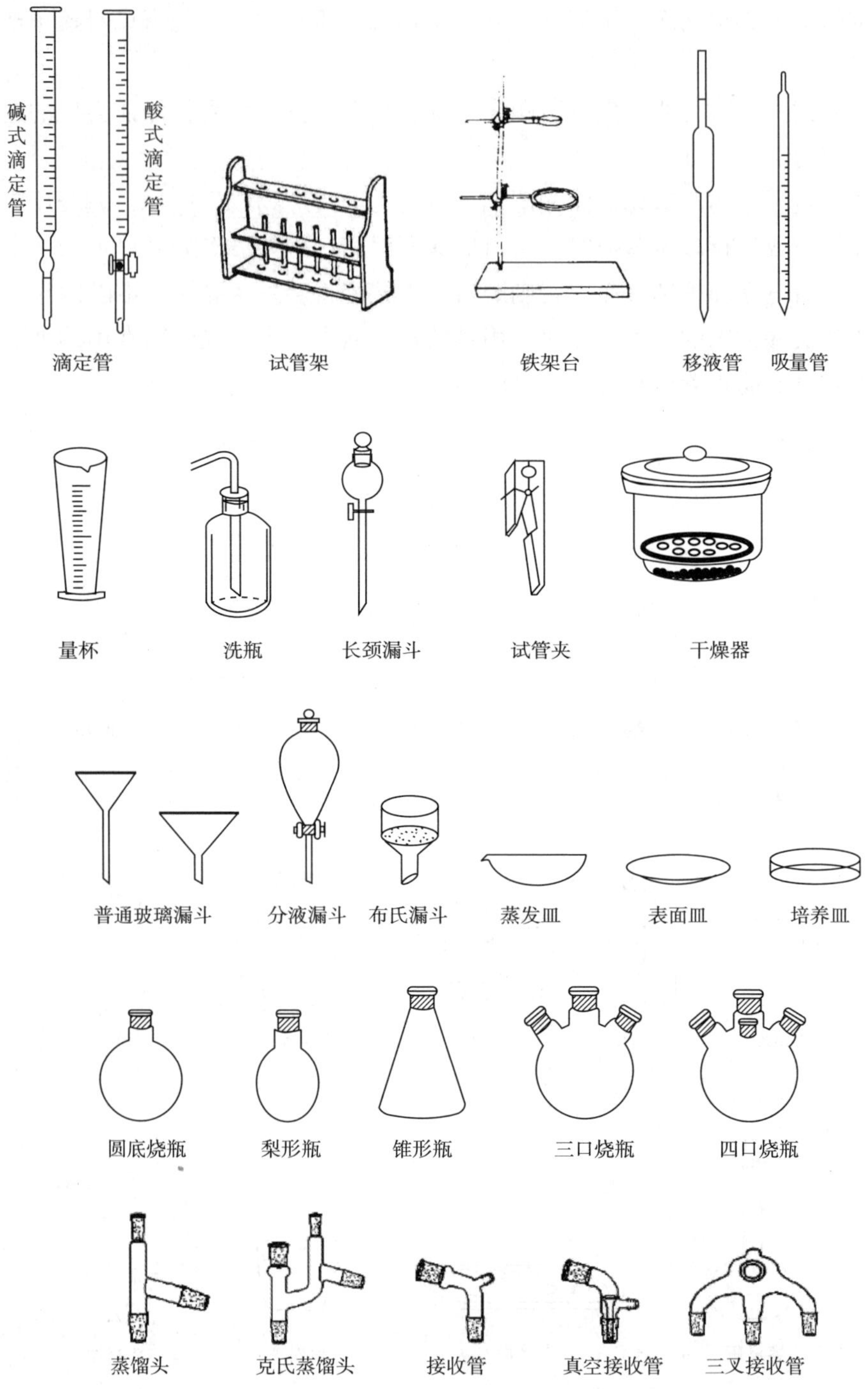

图1-5　常见实验室仪器器具(续)

下面简要介绍上面的一些仪器。

烧杯：有一般型、高型、有刻度和无刻度等几种规格，以容积(mL)表示。还有容积为1mL、5mL、10mL的微烧杯。烧杯可在反应物量较多时用作反应器，可以配制溶液和溶解固体等，还可用作简易水浴。使用时注意：①加热前先将外壁水擦干，放在石棉网上；②反应液体不超过容积的2/3，加热液体不超过容积的1/3。

锥形瓶：有具塞、无塞等种类，规格以容积(mL)表示。可作反应容器，避免液体大量蒸发；用于滴定用的容器，方便振荡；使用时注意：①滴定时，所盛溶液不超过容积的1/3；②其他同烧杯。

试管：按质料可分为硬质和软质试管；还可分为普通试管和离心试管。普通试管有平口、翻口，有刻度、无刻度，有支管、无支管，具塞、无塞等几种(离心试管也有具刻度和无刻度之分)。无刻度试管以直径×长度(mm)表示其大小规格，有刻度的试管规格以容积(mL)表示。试管可用作少量试剂的反应容器，便于操作和观察，还可用于收集少量气体；离心试管用于沉淀分离。

试管架：用于承放试管，有木质和金属制品两类试管架。

圆(平)底烧瓶：加热及蒸馏液体，一般避免直火加热，隔石棉网或各种加热浴加热。

圆底蒸馏烧瓶：蒸馏，也可作少量气体发生反应器。

洗瓶：装纯化水洗涤仪器或装洗涤液洗涤沉淀。

量筒、量杯：粗略地量取一定体积的液体用，不能加热，不能在其中配制溶液，不能在烘箱中烘烤，操作时要沿壁加入或倒出溶液。

容量瓶：配制准确体积的标准溶液或被测溶液。非标准的磨口要保持原配塞，漏水的不能用；不能在烘箱内烘烤，不能用直火加热，可水浴加热。

滴定管：容量分析滴定操作；分酸式、碱式活塞要原配，漏水的不能使用；不能加热；不能长期存放碱液；碱式管不能放于橡皮作用的滴定液中。

移液管：准确地移取一定量的液体。不能加热；上端和尖端不可磕破。

刻度吸管：准确地移取各种不同量的液体。

称量瓶：矮形称量瓶用作测定干燥失重或在烘箱中烘干基准物；高形称量瓶用于称量基准物、样品，不可盖紧磨口塞烘烤，磨口塞要原配。

试剂瓶：细口瓶用于存放液体试剂；广口瓶用于装固体试剂；棕色瓶用于存放见光易分解的试剂，不能加热；不能在瓶内配制在操作过程放出大量热量的溶液；磨口塞要保持原配；放碱液的瓶子应使用橡皮塞，以免日久打不开。

滴瓶：装需滴加的试剂。

漏斗：长颈漏斗用于定量分析，过滤沉淀；短颈漏斗用作一般过滤。

分液漏斗：分开两种互不相溶的液体。用于萃取分离和富集(多用梨形)；制备反应中加液体(多用球形及滴液漏斗)。磨口旋塞必须原配，漏水的漏斗不能使用。

表面皿：盖烧杯及漏斗等。不可直火加热，直径要略大于所盖容器。

研钵：研磨固体试剂及试样等用。不能研磨与玻璃作用的物质；不能撞击；不能烘烤。

干燥器：保持烘干或灼烧过的物质的干燥，也可干燥少量制备的产品。底部放变色硅胶或其他干燥剂，盖磨口处涂适量凡士林。

点滴板：又称比色板，是化学分析中简便快速的定性分析器皿。规格有 6 孔与 12 孔，颜色有黑色与白色两种。试剂反应在点滴板凹槽中进行。有色沉淀反应用白色点滴板，白色沉淀反应用黑色点滴板。

坩埚：作为灼烧固体用的器皿，随固体性质不同可选用不同质地的坩埚。坩埚以容积(mL)大小表示，有瓷、石英、铁、镍或铂等不同质地的坩埚。坩埚可直接用火加热至高温。灼热的坩埚要用坩埚钳夹持，并且不可直接放在桌上，应放在石棉网上冷却。

蒸发皿：供蒸发不同的液体时选用。蒸发皿的规格以皿口直径(mm)和皿高(mm)表示，有圆底蒸发皿(具嘴)和平底蒸发皿(具嘴)之分，有瓷、铂等不同质地，蒸发皿耐高温，不宜骤冷。在蒸发溶液时，一般放在石棉网上加热。瓷蒸发皿有带柄与无柄两种类型。

洗瓶：盛装蒸馏水，用于洗涤沉淀和容器。常用塑料制成挤压式洗瓶，其规格以容量(mL)表示，如 250mL、1000mL 洗瓶。洗瓶不能用火直接加热。

标准磨口组合仪器：用于有机化学及有机半微量分析中制备及分离。磨口处无需涂润滑剂；安装时不可受歪斜压力；要按所需装置配齐购置。

二、其他实验仪器

1. 石英玻璃仪器

石英玻璃的化学成分是二氧化硅。透明石英玻璃是用天然无色透明的水晶高温熔炼制成的。半透明石英的原料是天然纯净的脉石英或石英砂，因其含有许多熔炼时未排尽的气泡而呈半透明状。透明石英玻璃性能优于半透明石英玻璃，主要用于制造实验室玻璃仪器及光学仪器。石英玻璃膨胀系数小，耐急冷急热，耐高温，能在1100℃下使用，耐酸性能好，虽然其价格较贵，但在实验室蒸发浓酸、制取高纯水、燃烧法分解样品等常需用石英玻璃。浓碱液及氢氟酸同样腐蚀石英玻璃。

在化验室室中常用的石英玻璃仪器有石英烧杯、坩埚、蒸发皿、石英比色皿、石英蒸馏水器等，形状与规格与玻璃仪器相近。

2. 瓷制器皿

瓷制器皿能耐高温，可在1200℃下使用，耐酸碱的性能也比玻璃好，坚固且价格便宜，在实验室中经常用到。瓷制器皿均不耐苛性碱及碳酸钠的腐蚀。在化验室中常用的瓷制器皿有坩埚、蒸发皿、研钵、点滴板、布氏漏斗等。

3. 金属制品

(1)铂制品：铂的熔点高(1773.5℃)，在空气中灼烧不起变化，大多数试剂与它不发生作用。能耐熔融的碱金属碳酸盐及氟化氢腐蚀是铂有别于玻璃、瓷等的重要性质。常用的铂制品有铂坩埚、铂电极等。

(2)金蒸发皿：适用于蒸发酸碱溶液，不可接触王水。

(3)银坩埚、银蒸发皿：用于碱性溶液。

(4)镍坩埚：用于氢氧化钠、过氧化钠的熔融。

(5)铁坩埚：用于过氧化钠的熔融。

三、塑料制品

塑料是高分子材料，在实验室中可作为金属、木材、玻璃的代用品。

(1)聚乙烯制品：聚乙烯短时间内可使用到100℃，耐一般酸、碱腐蚀，常温下不溶于一般的有机溶剂。可制成取样袋、装纯水的提桶、烧杯、漏斗、细口瓶、洗瓶、量杯等。

(2)聚四氟乙烯制品：热塑性塑料，耐热性好，最高工作温度为250 ℃，除熔融态钠和液态氟外能耐一切浓酸、浓碱、强氧化剂的腐蚀，电绝缘性能好，并能切削加工。聚四氟乙烯烧杯、坩埚可用于氢氟酸处理样品的场合。带不锈钢外罩的聚四氟乙烯坩埚可用于消解生物材料。

四、辅助用品

(1)煤气灯。

(2)水浴锅。

(3)铁架台、铁环、铁三角架。

(4)泥三角、石棉网。

(5)双顶丝、万能夹、烧瓶夹、烧杯夹、坩埚钳。

(6)滴定台、滴定管夹、移液管架、漏斗架、试管架、比色管架。

(7)螺旋夹、弹簧夹、打孔器。

自　测　题

一、单选题

1. 化学试剂根据(　　)可分为一般化学试剂和特殊化学试剂。

A. 用途　　B. 性质　　C. 规格　　D. 使用常识

2. 一瓶标准物质封闭保存有效期为5年，但开封后最长使用期限应为(　　)。

A. 半年　　B. 1年　　C. 2年　　D. 不能确定

3. 某一试剂其标签上英文缩写为AR，其应为(　　)。

A. 优级纯　　B. 化学纯　　C. 分析纯　　D. 生化试剂

4. 优级纯、分析纯、化学纯试剂的瓶签颜色依次(　　)。

A. 绿色、红色、蓝色　　B. 红色、绿色、蓝色

C. 蓝色、绿色、红色　　D. 绿色、蓝色、红色

5. 下述论述中错误的是(　　)。

A. 方法误差属于系统误差　　B. 系统误差包括操作误差

C. 系统误差呈现正态分布　　D. 系统误差具有单向性

6. 在干燥器中通过干燥的硼砂用来标定盐酸其结果有何影响(　　)。

A. 偏高　　B. 偏低　　C. 无影响　　D. 不能确定

7. 下列论述中正确的是(　　)。

A. 准确度高一定需要精密度高　　B. 分析测量的过失误差是不可避免的

C. 精密度高则系统误差一定小　　D. 精密度高准确度一定高

8. 一个样品分析结果的准确度不好，但精密度好，可能存在(　　)。

A. 操作失误　　B. 记录有差错

C. 使用试剂不纯　　D. 随机误差大

9. 在一分析天平上称取一份试样，可能引起的最大绝对误差为0.0002g，如要求称量的相对误差小于或等于0.1%，则称取的试样质量应该是(　　)。

A. 大于0.2g　　B. 大于或等于0.2g

C. 大于0.4g　　D. 小于0.2g

10. 打开浓盐酸、浓硝酸、浓氨水等试剂瓶塞时，应在(　　)中进行。

A. 冷水浴　　B. 走廊　　C. 通风橱　　D. 药品库

11. 实验室安全守则中规定，严禁任何(　　)入口或接触伤口，不能用(　　)代替餐具。

A. 食品，烧杯　　B. 药品，玻璃仪器

C. 药品，烧杯　　D. 食品，玻璃仪器

12. 检查可燃气体管道或装置气路是否漏气，禁止使用(　　)。

A. 火焰　　B. 肥皂水

C. 十二烷基硫酸钠水溶液　　D. 部分管道浸入水中的方法

13. 金属钠着火，可选用的灭火器是(　　)。

A. 泡沫式灭火器　　B. 干粉灭火器

C. 1211 灭火器　　D. 7150 灭火器

14. 急性呼吸系统中毒后的急救方法正确的是(　　)。

A. 要反复进行多次洗胃

B. 立即用大量自来水冲洗

C. 用 3% ~5% 碳酸氢钠溶液或用(1 +5000)高锰酸钾溶液洗胃

D. 应使中毒者迅速离开现场，移到通风良好的地方，呼吸新鲜空气

15. 国家规定实验室三级水检验的 pH 值标准为(　　)。

A. 5.0 ~6.0　　B. 6.5 ~7.0

C. 6.0 ~7.0　　D. 5.0 ~7.5

16. 实验室三级水用于一般化学分析试验，可以用于贮存三级水的容器有(　　)。

A. 带盖子的塑料水桶　　B. 密闭的专用聚乙烯容器

C. 有机玻璃水箱　　D. 密闭的瓷容器

17. 下面不宜加热的仪器是(　　)。

A. 试管　　B. 坩埚　　C. 蒸发皿　　D. 移液管

18. 用 HF 处理试样时，使用的器皿材料是(　　)。

A. 玻璃　　B. 玛瑙　　C. 铂金　　D. 陶瓷

19. 下列有关电器设备防护知识不正确的是(　　)。

A. 电线上洒有腐蚀性药品，应及时处理

B. 电器设备的电线不宜通过潮湿的地方

C. 能升华的物质都可以放入烘箱内烘干

D. 电器仪器应按说明书规定进行操作

20. 氢气通常灌装在(　　)颜色的钢瓶中。

A. 白色　B. 黑色　C. 深绿色　D. 天蓝色

21. 某些腐蚀性化学毒物兼有强氧化性，如硝酸、硫酸、(　　)等遇到有机物将发生氧化作用而放热，甚至起火燃烧。

A. 次氯酸　B. 氯酸　C. 高氯酸　D. 氢氟酸

22. 氧气瓶的瓶身漆色为(　　)。

A. 天蓝色　B. 灰色　C. 深绿色　D. 草绿色

23. 下列易燃易爆物存放不正确的是(　　)。

A. 实验室不应贮存大量易燃的有机溶剂

B. 金属钠保存在水里

C. 存放药品时，应将氧化剂与有机化合物和还原剂分开保存

D. 爆炸性危险品残渣不能倒入废物缸

24. 下面有关废渣的处理错误的是(　　)。

A. 毒性小稳定，难溶的废渣可深埋地下

B. 汞盐沉淀残渣可用焙烧法回收汞

C. 有机物废渣可倒掉

D. AgCl 废渣可送国家回收银部门

25. 装在高压气瓶的出口，用来将高压气体调节到较小压力的是(　　)。

A. 减压阀　B. 稳压阀　C. 针形阀　D. 稳流阀

26. 各种气瓶的存放，必须保证安全距离，气瓶距离明火应在(　　)m 以上，避阳光暴晒。

A. 2　B. 10　C. 20　D. 30

27. 贮存易燃易爆，强氧化性物质时，最高温度不能高于(　　)。

A. 20℃　B. 10℃　C. 30℃　D. 0℃

28. 下列药品需要用专柜由专人负责贮存的是(　　)。

A. KOH　B. KCN　C. $KMnO_4$　D. 浓 H_2SO_4

29. 若火灾现场空间狭窄且通风不良，不宜选用(　　)灭火器灭火。

A. 四氯化碳　B. 泡沫　C. 干粉　D. 1211

30. 只需烘干就可称量的沉淀，选用(　　)过滤。

A. 定性滤纸　B. 定量滤纸

C. 无灰滤纸　D. 玻璃砂芯坩埚或漏斗

二、判断题

1. 在实验室中，皮肤溅上浓碱时，在用大量水冲洗后继而用5%小苏打溶液处理。(　　)

2. 凡遇有人触电，必须用最快的方法使触电者脱离电源。(　　)

3. 锥形瓶可以用去污粉直接刷洗。(　　)

4. 在使用氢氟酸时，为预防烧伤可套上纱布手套或线手套。(　　)

5. 在实验室中浓碱溶液应贮存在聚乙烯塑料瓶中。(　　)

6. 汽油等有机溶剂着火时不能用水灭火。(　　)

7. 玻璃容器不能长时间存放碱液。(　　)

8. 圆底烧瓶不可直接用火焰加热。(　　)

9. 遇到触电事故，首先应该使触电者迅速脱离电源。不能徒手去拉触电者。(　　)

10. 在对发生机械伤的人员进行急救时，根据伤情的严重主要分为人工呼吸、心肺复苏、止血、搬运转送四个步骤。(　　)

11. 化学灼伤时，应迅速解脱衣服，清除皮肤上的化学药品，并用大量干净的水冲洗。(　　)

12. 配制硫酸、盐酸和硝酸溶液时都应将酸注入水中。(　　)

三、多选题

1. 使用氢氟酸，必须(　　)。

A. 使用搪瓷器皿

B. 使用玻璃器皿

C. 稀释时戴手套

D. 通风橱内稀释，皮肤接触后立即用大量流水作长时间彻底冲洗

2. 属于一般试剂是(　　)。

A. 基准试剂　　B. 优级纯　　C. 化学纯　　D. 实验试剂

3. 下列有关实验室安全知识说法正确的是(　　)。

A. 稀释硫酸必须在烧杯等耐热容器中进行，且只能将水在不断搅拌下缓缓注入硫酸

B. 有毒、有腐蚀性液体操作必须在通风橱内进行

C. 氰化物、砷化物的废液应小心倒入废液缸，均匀倒入水槽中，以免腐蚀下水道

D. 易燃溶剂加热应采用水浴加热或沙浴，并避免明火

4. 下列有关用电操作正确的是(　　)。

A. 人体直接触及电器设备带电体

B. 用湿手接触电源

C. 在使用电气设备时经检查无误后开始操作

D. 电器设备安装良好的外壳接地线

5. 在实验中，遇到事故采取的措施正确的是(　　)。

A. 不小心把药品溅到皮肤或眼内，应立即用大量清水冲洗

B. 若不慎吸入溴氯等有毒气体或刺激的气体，可吸入少量的酒精和乙醚的混合蒸汽来解毒

C. 在实验中，衣服着火时，应就地躺下、奔跑或用湿衣服在身上抽打灭火

D. 割伤应立即用清水冲洗

6. 电器设备着火，先切断电源，再用合适的灭火器灭火。合适的灭火器是指(　　)。

A. 四氯化碳　　B. 干粉灭火器

C. 二氧化碳灭火器　　D. 泡沫灭火器

7. 实验室防火防爆的实质是避免三要素，即(　　)的同时存在。

A. 可燃物　　B. 火源　　C. 着火温度　　D. 助燃物

8. CO 中毒救护正确的是(　　)。

A. 立即将中毒者转移到空气新鲜的地方，注意保暖

B. 对呼吸衰弱者立即进行人工呼吸或输氧

C. 发生循环衰竭者可注射强心剂

D. 立即给中毒者洗胃

9. 浓硝酸、浓硫酸、浓盐酸等溅到皮肤上，做法正确的是(　　)。

A. 用大量水冲洗　　B. 用稀苏打水冲洗

C. 起水泡处可涂红汞或红药水　　D. 损伤面可涂氧化锌软膏

10. 下列有关毒物特性的描述正确的是(　　)。

A. 越易溶于水的毒物其危害性也就越大

B. 毒物颗粒越小、危害性越

C. 挥发性越小、危害性越大

D. 沸点越低、危害性越大

第二章　化学实验基本操作

化学实验基本操作是化学实验的基础，因此，必须熟练掌握化学实验基本操作技术。

第一节　实验室常用玻璃器皿的洗涤与干燥

化学实验中离不开玻璃仪器的使用，玻璃仪器的清洁与否，直接影响实验结果。所以，实验前必须清洗玻璃仪器。不同分析工作有不同的仪器洗涤要求，我们以一般定量化学分析为基础介绍玻璃仪器的洗涤。

一、玻璃仪器的洗涤

1. 洗涤液的选择

洗涤玻璃仪器时，应根据实验要求、污染物的性质及污染程度，合理选用洗涤液。实验室常用的洗涤液有以下几种。

(1)水：最普通、最廉价、最方便的洗涤液，可用来洗涤水溶性污物。

(2)热肥皂液和合成洗涤剂：实验室常用的洗涤液，洗涤油脂类污垢效果较好。

(3)铬酸洗涤液：具有强酸性和强氧化性，适用于洗涤无机物污染和器壁残留少量油污的玻璃器皿。用洗液浸泡污染的器皿一段时间，洗涤效果更好。洗涤完毕后，用过的洗涤液要回收在指定的容器中，不可随意乱倒。此洗涤液可重复使用，当其颜色变绿时即为失效。该洗涤液要密闭保存，以防吸水失效。

(4)碱性 $KMnO_4$ 溶液：该洗液能除去油污和其他有机污垢。使用时倒入欲洗器皿，浸泡一会儿后再倒出，但会留下褐色 MnO_2 痕迹，须用盐酸或草酸洗涤液洗去。

(5)有机溶剂：乙醇、乙醚、丙酮、汽油、石油醚等有机溶剂均可用来洗涤各种油污。但有机溶剂易着火，有些还有毒，使用时应注意安全。

(6)特殊洗涤液：一些污物用一般的洗涤液不能除去，可根据污物的性质，采用适当的试剂进行处理。如：硫化物污染可用王水溶解，沾有硫黄时可用 Na_2S 处理；AgCl 污染可用氨水或 $Na_2S_2O_3$ 处理。

一般方法很难洗净的有机污染，可用乙醇－浓硝酸溶液洗涤。先用乙醇润湿器壁并留下约 2mL，再向容器内加入 10mL 浓 HNO_3，静置片刻即发生剧烈反应并放出 NO_2 有毒气体，必须在通风橱内进行。注意：绝不可事先将乙醇和硝酸混合！

2. 洗涤仪器的一般步骤

化学实验中使用的器皿应洗净，其内壁被水均匀润湿而无条纹、不挂水珠。

(1)用水刷洗：使用配合各种形状仪器的毛刷，如试管刷、瓶刷、滴定管刷等，首先用毛刷蘸水刷洗仪器，用水冲去可溶性物质及刷去表面黏附灰尘。

(2)用合成洗涤水刷洗：市售的餐具洗洁精是以非离子表面活性剂为主要成分的中性洗液，可配制成 1% ~2% 的水溶液，也可用 5% 的洗衣粉水溶液，刷洗仪器，它们都有较强的去污能力，必要时可温热或短时间浸泡。

(3)用铬酸洗液洗：洗滴定管、移液管、容量瓶等具有精确刻度的仪器，常用铬酸洗液浸泡 15min 左右，再用自来水冲净残留在器皿上的洗液，然后用蒸馏水润洗 2 ~3 次。

使用铬酸洗液应按以下顺序操作：

①用洗液洗涤前，凡能用毛刷洗刷的仪器必须先用自来水和毛刷洗刷，倾尽水，以免洗液被稀释后降低洗涤效果。

②洗液用过后倒回原磨口瓶中，以备下次再用。当洗液变为绿色而失效时，可倒入废液桶中，绝不能倒入下水道，以免腐蚀金属管道。

③用洗液洗涤过的仪器，应先用自来水冲净，再以蒸馏水润洗内壁 2 ~3 次。

④洗液为强氧化剂，腐蚀性强，使用时特别注意不要溅在皮肤和衣服上。

必须指出：铬酸洗液不是万能的，以为任何污垢都能用它洗去的说法是不对的。如被 MnO_2 污染的器皿，用铬酸洗液是无效的，此时可用草酸、盐酸或酸性 Na_2SO_3 等还原剂洗去污垢。

洗涤的仪器倒置时，水流出后，器壁应不挂小水珠。至此再用少许纯水冲仪器三次，洗去自来水带来的杂质，即可使用。

3. 洗涤方法

洗涤玻璃仪器时，可采用下列几种方法。

(1)振荡洗涤。又叫冲洗法，是利用水把可溶性污物溶解而除去。往仪器中注入少量水，用力振荡后倒掉，依此连洗数次。试管的振荡洗涤如图 2-1 所示。

(2)刷洗法。仪器内壁有不易冲洗掉的污物，可用毛刷刷洗。先用水湿润仪器内壁，再用毛刷蘸取少量肥皂液等洗涤液进行刷洗。试管的刷洗方法如图 2-2 所示。刷洗时要选用大小合适的毛刷，不能用力过猛，以免损坏仪器。

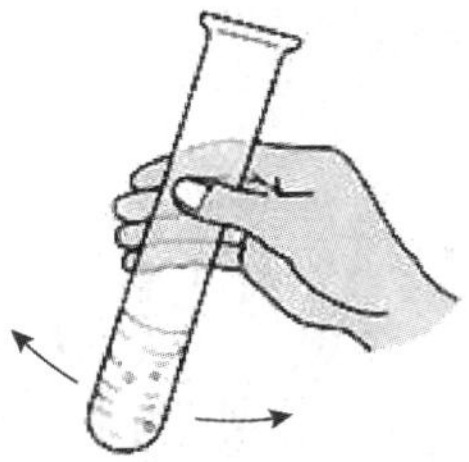

图 2-1　试管的振荡洗涤

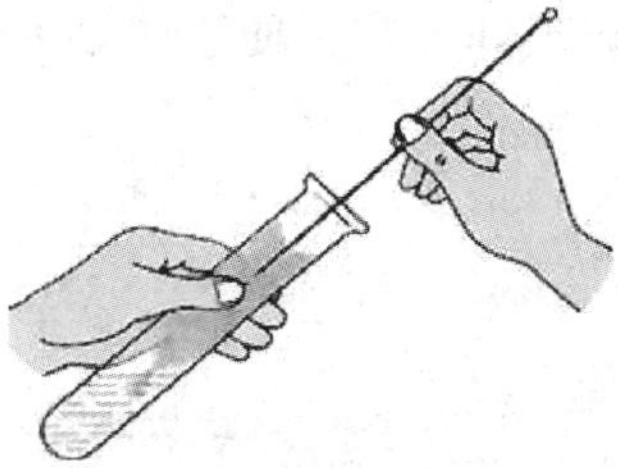

图 2-2　试管的刷洗

(3)浸泡洗涤：对不溶于水、刷洗也不能除掉的污物，可利用洗涤液与污物反应转化成可溶性物质而除去。先把仪器中的水倒尽，再倒入少量洗液，转几圈使仪器内壁全部润湿，再将洗液倒入洗液回收瓶中。用洗液浸泡一段时间效果更好。

二、玻璃仪器的干燥和保管

对玻璃仪器进行干燥，可采用下列几种方法。

(1)晾干。对不急于使用的仪器，洗净后将仪器倒置在滴水架上或实验室的干燥架上，让其自然干燥。

(2)烤干。烤干是通过加热使仪器中的水分迅速蒸发而干燥的方法。加热前先将仪器外壁擦干，然后用小火烘烤。烧杯等放在石棉网上加热，试管用试管夹夹住，在火焰上来回移动，试管口略向下倾斜，直至除去水珠后再将管口向上赶尽水汽。

(3)吹干。将仪器倒置沥去水分，用电吹风的热风或气流烘干器吹干玻璃仪器。

(4)快干(有机溶剂法)。在洗净的仪器内加入少量易挥发且能与水互溶的有机溶剂(如丙酮、乙醇等)，转动仪器使仪器内壁湿润后，倒出混合液(回收)，然后晾干或吹干。一些不能加热的仪器(如比色皿等)或急需使用的仪器可用此法干燥。

(5)烘干。将洗净的仪器控去水分，放在电烘箱的隔板上，温度控制在105～110℃左右烘干。烘箱又叫电热恒温干燥箱，如图2-3所示，是干燥玻璃仪器常用的设备，也可用于干燥化学药品。

玻璃仪器气流烘干器(图2-4)是利用热气流快速烘干玻璃器皿的小型干燥设备，是将玻璃仪器倒置其上，经过过滤的洁净、热风被送到玻璃仪器的内壁，可快速高效干燥玻璃仪器设备。本烘干器装有冷热风选择开关，烘干好的玻璃管可用冷风迅速冷却，便于取拿不致灼手。适用于实验室对试管、烧杯等玻璃器皿的快速干燥作业。

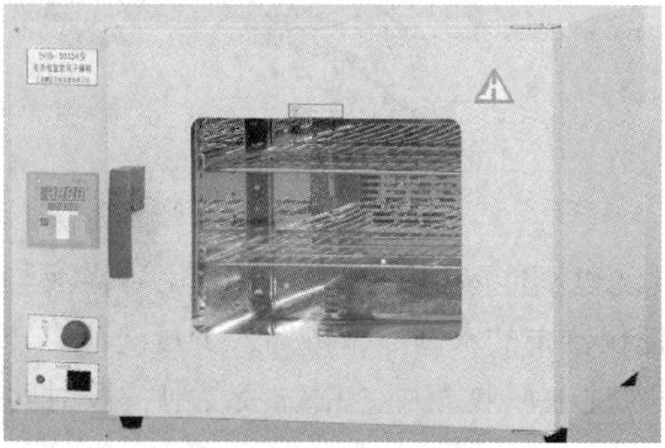

图2-3　电热恒温干燥箱

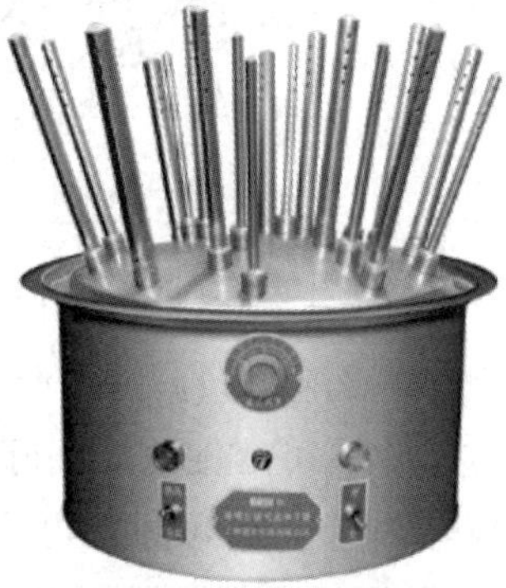

图2-4　玻璃气流烘干器

带有精密刻度的计量容器不能用加热方法干燥，否则会影响仪器的精度，可采用晾干或冷风吹干的方法干燥。

(6)玻璃仪器的保管。

①移液管：洗净后置于移液管架上。

②滴定管：用毕洗涤干净，短时间可倒置夹于滴定管夹上，外表擦拭干净放在滴定管纸盒中。

③比色皿：用毕洗净，倒置晾干，装于盒中。

④带磨口塞的仪器：把塞和管口用塑料绳拴好，以免打破塞子或弄混，在塞间垫一张纸片。

思　考　题

(1)玻璃仪器洗净的标志是什么？

(2)简述玻璃仪器洗涤的一般过程。

(3)精密玻璃量具的干燥可采用哪几种方法？

技能训练 2-1　玻璃仪器的洗涤与干燥

一、训练目的

熟练掌握玻璃仪器的洗涤与干燥方法。

二、仪器与试剂

试管架、试管、烧杯、烧瓶、容量瓶、锥形瓶、漏斗、表面皿、毛刷、洗衣粉或肥皂水、铬酸洗液、酒精。

三、操作步骤

(1)用水或洗涤液将给定的仪器洗涤干净，洗净后的仪器合理放置，用过的铬酸洗液倒入回收瓶中。

(2)用烘箱将烧杯、烧瓶及锥形瓶烘干，用酒精快速干燥两支试管。用过的酒精倒入指定的容器中。用电吹风吹干两支试管。

思　考　题

(1)烤干试管时，为什么试管口要略向下倾斜?

(2)容量瓶放在烘箱中烘干的操作是否正确?为什么?

第二节　加热、干燥和冷却技术

化学实验中对物质进行加热、冷却和干燥时，必须根据物质的性质、实验目的、仪器的性能等正确选择加热、冷却和干燥方法。

一、常用的热源

1. 酒精灯

酒精灯的构造如图 2-5 所示，其加热温度为 400 ~ 500℃。酒精灯的灯焰分为外焰、内焰和焰心三部分(如图 2-6 所示)。使用酒精灯时，首先要检查灯芯，将灯芯烧焦和不齐的部分修剪掉，再用漏斗向灯壶内添加酒精，加入的酒精量不能超过总容量的 2/3。加热时，要用灯焰的外焰加热。熄灭时要用灯帽盖灭，不能用嘴吹灭。使用酒精灯时还需注意，酒精灯燃着时不能添加酒精，不要用燃着的酒精灯去点燃另一盏酒精灯。

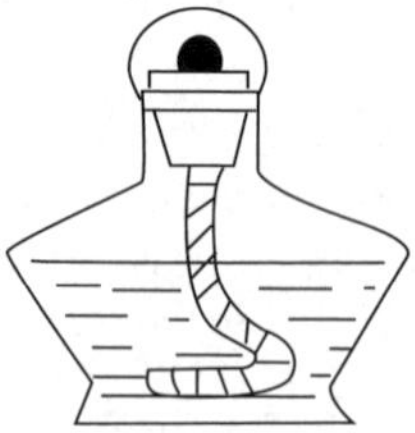

图 2-5　酒精灯

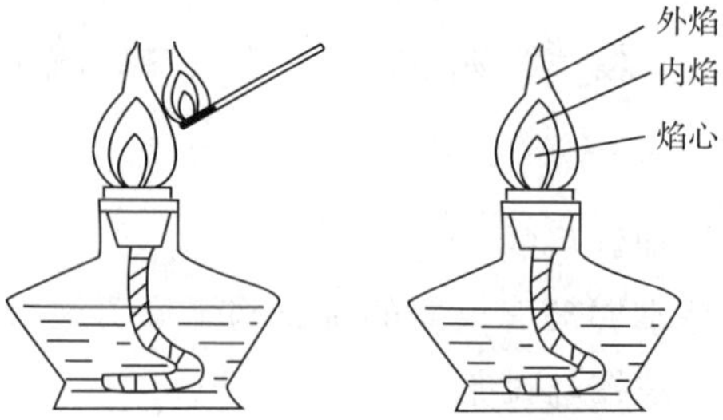

图 2-6　酒精灯的灯焰

2. 酒精喷灯

酒精喷灯有座式（如图 2-7 所示）和挂式两种，加热温度为 800～1000℃。使用座式酒精喷灯时，首先用探针疏通酒精蒸气出口，再用漏斗向酒精壶内加入工业酒精，酒精量不能超过容积的 2/3，然后在预热盘中注入少量酒精，点燃，以加热灯管。为使灯管充分预热，可重复进行多次。待灯管充分预热后，在灯管口上方点燃酒精蒸气，旋转空气调节器调节空气孔的大小，即可得到理想的火焰。停止使用时，用石棉网盖灭火焰，也可旋转调节器熄灭。

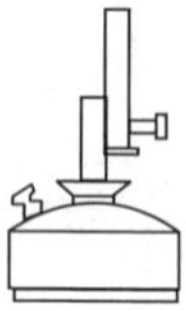

图 2-7　座式酒精喷灯

使用时，必须使灯管充分预热，否则酒精不能完全汽化，会有液体酒精从灯管口喷出形成“火雨”，容易引起火灾。座式酒精喷灯连续使用时不能超过半小时，如需较长时间使用，到半小时应暂先熄灭喷灯，冷却，添加酒精后再继续使用。

挂式酒精喷灯的用法与座式相似。使用时，酒精贮罐需挂在距喷灯约 1.5m 的上方；使用完毕，必须先将酒精贮罐的下口关闭，再关闭喷灯。

3. 煤气灯

煤气灯的加热温度为 700～1200℃。灯焰分为氧化焰、还原焰和焰心三部分。

使用时，旋转金属灯管，关闭空气入口，擦燃火柴，再打开煤气开关，将煤气点燃。旋转金属灯管，调节空气进入量，拧动螺旋形针阀，调节煤气进入量，待火焰分为三层时，即得正常火焰，用氧化焰加热。实验完毕，向里旋转针阀，关闭煤气灯开关，火焰即被熄灭。若空气和煤气的进入量调节得不适当，会产生不正常的火焰——凌空火焰和侵入火焰。当遇到这两种情况时，应关闭煤气的开关，重新点燃和调节。

煤气中都含有 CO 等有毒成分，使用过程中要注意安全，防止漏气引起火灾或中毒。

4. 常用电热源

根据需要，实验室还常用管式炉、马弗炉、电炉、电加热套等电器进行加热。

管式炉的最高使用温度为900℃左右，马弗炉为900℃(镍铬丝)和1300℃(铂丝)，电炉为900℃左右，电加热套为450～500℃。使用这些电热源时，一般可以通过调节电阻来控制所需温度。

二、加热方法

加热方法的选择取决于试剂的性质和盛放该试剂的器皿，以及试剂用量和所需的加热程度。热稳定性好的液体或溶液、固体可直接加热，受热易分解及需严格控制加热温度的液体只能在热浴上间接加热。

实验室中，试管、烧杯、蒸发皿、坩埚等常作为加热的容器，它们可以承受一定的温度，但不能骤热和骤冷。因此，加热前应将器皿的外壁擦干，加热后不能突然与水或潮湿物接触。

1. 直接加热法

(1)加热试管中的液体(图2-8)。加热时，用试管夹夹在试管的中上部，试管略倾斜，管口向上，不能对着自己或别人。先加热液体的中上部，再慢慢下移，然后不时地上下移动，使液体各部分受热均匀，否则容易引起暴沸，使液体冲出。试管中的液体量不得超过试管容积的1/2。

(2)加热试管中的固体。先将块状或粒状固体试剂研细，再用纸槽或角匙装入硬质试管底部，装量不能超过试管容量的1/3，然后铺平，管口略向下倾斜，以免凝结在管口的水珠倒流到灼热的试管底部，使试管炸裂。加热时，先来回将整个试管预热，一般灯焰从试管内固体试剂的前部缓慢向后部移动，然后在有固体物质的部位加强热。

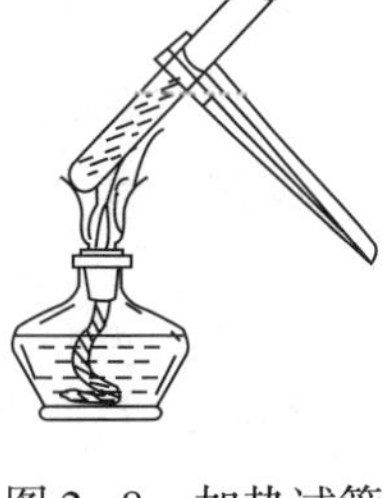

图2-8　加热试管中的液体

(3)加热烧杯和烧瓶中的液体。将盛有液体的烧杯或烧瓶放在石棉网上加热，以免因受热不均使玻璃器皿破裂。

(4)灼烧坩埚中的固体。在高温加热固体时，可以把固体放在坩埚中灼烧。开始时，火不要太大，使坩埚均匀地受热，然后加大火焰，用氧化焰将坩埚灼烧至红热。灼烧一定时间后，停止加热，在泥三角上稍冷后，用已预热的坩埚钳夹住放在干燥器内。

2. 间接加热法

为了使被加热容器或物质受热均匀，或者进行恒温加热，实验室中常采用水浴、油浴、砂浴等方法加热。

(1)水浴加热。当被加热物质要求受热均匀，而温度不超过100℃时，可采用水浴加热。利用受热的水或产生的蒸汽对受热器皿和物质进行加热。常用不锈钢水浴锅(水浴锅内盛水量不超过容积的2/3)，也可以用大烧杯代替水浴锅。

电热恒温水浴锅可根据需要自动控制恒温。使用时必须先加好水，箱内水位应保持在2/3高度处(严禁水位低于电热管)，然后再通电，可在37～100℃范围内选择恒定温度。

(2)油浴加热。油浴适用于100～250℃的加热，用油浴锅，也可用大烧杯代替，常用于油浴的有甘油、植物油、石蜡、硅油等介质。

(3)砂浴加热。当加热温度高于100℃时，可用砂浴。砂浴是一个铺有一层均匀细砂的铁盘，被加热器皿放在热砂上。

除水浴、油浴和砂浴外，还有金属(合金)浴、空气浴等。

三、物质的干燥

干燥是去除固体、液体或气体中含有少量水分或少量有机溶剂的物理化学过程。除去化学品中的水分、在干燥条件下贮存化学品、在无水条件下进行化学反应及精密仪器的防潮等，都要进行干燥处理。

干燥的方法可分为物理方法和化学方法。物理方法有加热、冷冻、真空干燥、分馏、共沸蒸馏及吸附等；化学方法是用干燥剂脱水。干燥剂是能与水可逆地结合成水合物或与水发生化学反应生成其他化合物的物质。化学实验室中常用的干燥剂见表2-1。

表2-1　常用的干燥剂

干燥剂	酸碱性	应用范围	备注
$CaCl_2$	中性	烷烃、卤代烃、烯烃、酮、醚、硝基化合物、中性气体、氯化氢	吸水量大，作用快，效力不高；含有碱性杂质CaO；不适用于醇、胺、氨、酚、酸等的干燥
Na_2SO_4	中性	同$CaCl_2$，及其不能干燥的物质	吸水量大，作用慢，效力低
$MgSO_4$	中性	同Na_2SO_4	吸水量小，作用快，效力高
$CaSO_4$	中性	烷、醇、醚、醛、酮、芳香烃等	比Na_2SO_4作用快，效力高
K_2CO_3	强碱性	醇、酮、酯、胺、杂环等碱性物质	不适用于酚、酸类化合物

续表

干燥剂	酸碱性	应用范围	备注
KOH，NaOH	强碱性	胺、杂环等碱性物质	不适用于酸性物质，作用快速
CaO	碱性	低级醇、胺	有效作用慢，效力高，干燥后液体需蒸馏
金属 Na	强碱性	烃中痕量水、醚、三级胺	不适用于醇、卤代烃等，作用快速有效
浓 H_2SO_4	强酸性	脂肪烃、烷基卤代物	不适用于醇、烯、醚及碱性化合物，效力高
P_2O_5	酸性	醚、烃、卤代烃、腈中痕量水，酸性物质、CO_2 等	不适用于醇、酮、碱性化合物、HCl、HF 等，效力高，吸收后需蒸馏分离
分子筛		有机物	作用快，效力高，可再生使用
硅胶		吸潮保干	不适用于 HF

1. 气体的干燥

实验室制备的气体常带有酸雾、水汽和其他杂质，必须根据气体及所含杂质的种类、性质合理选择吸收剂、干燥剂，进行净化和干燥处理。气体的干燥常用的仪器包括洗气瓶、干燥塔、干燥管、U 形管等。液体处理剂(如浓 H_2SO_4 等)置于洗气瓶中，固体处理剂(如无水 $CaCl_2$ 等)则置于干燥塔内。

2. 有机液体的干燥

有机液体中的水分可用适当的干燥剂干燥。可先用吸水量大、价格低廉的干燥剂作初步干燥，尽可能除净有机液体中的水，然后将液体置于锥形瓶中，加入适量的、颗粒大小适中的干燥剂，塞紧瓶口，不断地振摇，振摇后长时间放置，最后分离。

当浑浊液体变为澄清，干燥剂不再黏附在容器壁上，振摇容器时液体可自由飘移时，表示水分已基本除去。

有些液体有机物也可用分馏或形成共沸混合物的方法除去水分。

3. 固体的干燥

(1)自然干燥。对于在空气中稳定不吸潮或含有易燃易挥发溶剂的固体，可将其放在干燥洁净的表面皿或其他器皿上，在空气中慢慢晾干。

(2)加热干燥。对于熔点较高且遇热不分解的固体，可将其放于表面皿中，用恒温烘箱或红外灯烘干。有时把含水固体放在蒸发皿中，先在水浴或石棉网上直接加热，再用烘箱烘干。

(3)干燥器干燥。对于易吸潮、分解或升华的固体，可在干燥器中干燥。干燥器的类型有普通干燥器、真空干燥器和真空恒温干燥器。干燥器也可用来干燥保存化学品。

普通干燥器一般用于保存易吸潮的物质，但干燥效率不高，干燥所需时间较长。普通干燥器是带有磨口的厚玻璃器具，磨口上涂有凡士林，使之密闭，里面有一块多孔瓷板，下面放置干燥剂，上面放置盛有待干燥样品的表面皿等。

开启干燥器时，左手按住干燥器的下部，右手按住盖子上的圆顶，向左前方推开干燥器盖，取下后磨口向上，放在实验台上安全的地方，左手放入或取出器皿。加盖时，也应拿住盖上圆顶，推着盖好。移动干燥器时，应该用两手的拇指同时按住盖，防止滑落打碎。

真空干燥器的干燥效果比普通干燥器的好。真空干燥器上有玻璃活塞，用于抽真空。使用时，真空度不宜过高，一般用水泵抽气。启盖前，必须先慢慢放入空气，然后再启盖。

真空恒温干燥器适用于少量物质的干燥。将待干燥的固体置于夹层干燥筒内，吸湿瓶内装有干燥剂 P_2O_5，烧瓶中放有有机溶剂，它的沸点要低于要干燥固体的熔点。使用时，通过活塞抽真空，加热回流烧瓶中的有机溶剂，利用蒸气加热夹层，从而使药品在恒定温度下得到干燥。

四、物质的冷却方法

有些化学反应、分离及提纯需要在低温下进行，可根据不同的要求，选用合适的冷却方法。

1. 自然冷却

将热的液体在空气中放置一段时间，使其自然冷却至室温。

2. 吹风冷却和流水冷却

当进行快速冷却时，可将盛有液体的器皿放在冷水流中冲淋或用鼓风机吹风冷却。

3. 冷冻剂冷却

当需要使液体的温度低于室温时，可使用冷冻剂冷却。常用的冷冻剂有冰、冰盐溶液（温度可降至 -20℃）、液氮（温度可降至 -190℃）等。注意，温度低于 -38℃时，不能用水银温度计，应改用内装有机液体的低温温度计。

4. 回流冷凝

许多有机化学反应需要使反应物在较长时间内保持沸腾才能完成。为了防止反应物以蒸气逸出，常用回流冷凝装置，使蒸气不断地在冷凝管中冷凝成液体，返回反应器中。

思 考 题

(1)可以直接加热的仪器有哪些?

(2)间接加热有哪些方法?

第三节　溶解与搅拌

一、溶解

溶解操作是化学实验中常用的基本操作之一。必须根据溶质和溶剂的性质及溶解的目的，合理选择溶剂及溶解条件，对物质进行溶解。

溶解是溶质在溶剂中分散形成溶液的过程，是一个复杂的物理化学过程，同时伴随着热效应。物质在溶解时若吸热，其溶解度随温度的升高而增大；物质在溶解时若放热，则其溶解度随温度的升高而减小。一般固体溶于水多为吸热过程，因此，实验中常用加热的方法加快溶解速度。

物质溶解度的大小也与溶质和溶剂的性质有关。根据大量实验事实，人们总结出了“相似相溶”的经验规律，即物质在与其性质相似的溶剂中较易溶解。极性物质一般易溶于水、醇等极性溶剂中；而非极性物质易溶于苯、四氯化碳等非极性溶剂。无机物大多易溶于水，有机物则易溶于有机溶剂。一些难溶物质可用酸、碱或混合溶剂。一些难溶于水的物质，常常使其先在高温下熔融，转化成可溶于水的物质，然后再溶解。如将 Na_2CO_3 与 SiO_2 共熔，使 SiO_2 转化成可溶于水的硅酸盐。

气体的溶解度还受到压力的影响，它随气体压力的增加而增大。而固体和液体的溶解度几乎不受压力的影响。

常用的无机溶剂有水、酸性溶剂及碱性溶剂。

(1)水用于溶解可溶性的硝酸盐、醋酸盐、铵盐、硫酸盐、氯化物和碱金属化合物等。

(2)常用的酸性溶剂有硝酸、盐酸、硫酸、氢氟酸、磷酸、王水等。利用它们的酸性、氧化还原性等性质，可溶解一些氧化物、硫化物、碳酸盐、磷酸盐等。

(3)常用的碱性溶剂有氢氧化钠、氢氧化钾，可用于溶解金属铝、锌及其合金、氧化物、氢氧化物等。

溶解固体时，先根据其性质选择适当的溶剂，再由固体的量及在一定温度下的溶解度，计算或估算出所需溶剂的量。然后将固体在研钵中研成粉末，取一定量放入烧杯中，加入适量溶剂，进行搅拌或加热，以加速溶解。

二、搅拌

物质在加热、溶解、冷却及化学反应时，常需搅拌，常用的搅拌器具有以下几种。

1. 玻璃棒

搅拌液体时，手持玻璃棒并转动手腕，使玻璃棒带动容器中的液体均匀转动，使溶质与溶剂充分混合或使溶液的温度均匀一致。

注意：搅拌液体时，不能将玻璃棒沿器壁划动或玻璃棒抵着容器底部划动，不能溅出，也不要用力过猛，否则易打破器壁。

2. 电动搅拌器

快速或长时间的搅拌可使用电动搅拌器。搅拌器扎头与搅拌叶相连接，所用的搅拌叶由金属或玻璃棒加工而成，搅拌叶有各种形状，可供搅拌不同物质或在不同容器中搅拌时选择使用。

使用电动搅拌器时应注意：

①搅拌叶要装正，装牢固，不能与容器壁接触。可在启动前，用手转动搅拌叶，检查是否符合要求。

②使用时先缓慢启动，再调整到正常转速；停止时也要逐步减速。搅拌速度不要太快，以免液体溅出。

③搅拌器长时间使用对电机不利，中间可停一段时间后再用。

3. 磁力搅拌器

利用磁场对磁铁的吸引，通过电动机转动磁铁，使装有磁铁的转子跟着一起转动，从而实现搅拌操作。磁力搅拌适用于体积小、黏度低的液体，在滴定分析中经常用此方法搅拌溶液。

磁力加热搅拌器既可加热，又能搅拌，加热温度可达 80℃，使用非常方便。

第四节 实验室常见问题解决

一、如何打开固着的玻璃磨口

当玻璃仪器的磨口部分因固着而打不开时，可采用以下几种方法进行处理。

1. 敲击

用木器敲击固着的磨口部件的一方，使固着部位因受震而逐渐松动脱离。对于固着的试剂瓶、分液漏斗的盖子等，可将仪器的塞子与瓶口卡在实验台或木桌的棱角处，用木锤或木块沿与仪器轴线成约70°角的方向，进行轻轻敲击，同时间歇地转动仪器。当转过一、二圈后，可试试能否打开。如不成功，此操作可重复几次，对于固着程度不严重的磨口，一般可以打开。

2. 加热

对于不便敲击或敲击无效的固着磨口，可采取加热固着部位外层的方法。让外层先受热膨胀较大，而内层受热较少膨胀较小，使固着处相互脱离。加热的方法有以下几种。

(1)用浸过沸水的布对固着处进行“热敷”。

(2)用电吹风加热固着部位。

(3)用内径3～4mm的玻璃管，导出水蒸气流，喷射固着部位。

(4)用小的游动火焰(不供空气，有黑烟的火焰)燎烤固着部位。游动火焰可由酒精灯或关闭空气门的煤气灯产生，也可由一端拉细的玻璃管作灯管来提供。后者更适用于处理内部盛有物料，不便于横放和倾斜的固着磨口。用游动火焰燎烤磨口部位时，须不断转动瓶体，使之受热均匀，以免仪器炸裂。当受热部位附上一层烟黑时，就可以尝试扭转磨口(烫手，最好戴手套操作)，看是否能打开，如不行，可再烤几次。这种方法成功的几率最大。

(5)当有较多的固着磨口仪器(如学生实验室用的滴瓶、分液漏斗等)，要同时处理时，可把这些仪器一起放入沸水中煮一会儿，并轮番尝试能否打开，打不开的再煮，最终绝大部分都能打开，个别打不开的再用其他方法处理。但也有经过敲击和燎烤处理无效，放在沸水中煮一段时间后打开的。

事实证明，加热和敲击两种方法交替使用，更容易奏效。

3. 浸渗

由于碱、磷酸或水蒸气长时间对磨口处的作用，可形成类似水玻璃状的物质，使磨口固着。这种情况下受热可能会固着得更加牢固。还有些不宜敲击和加热的固着磨口，如结构较复杂或贵重的，内部盛有易挥发、易燃、剧毒物质的容器等。此时最好采用溶剂浸渗的办法，就是在固着的两部分的缝隙间，滴加几滴渗透力强的液体，使之渗透浸润到固着的部位而便于脱离。可以用作浸渗的液体有以下几种：

(1)有机溶剂，苯、乙酸乙酯、石油等。

(2)用水或稀盐酸进行浸泡。

用浸渗的方法有时可在几分钟内将固着的磨口打开，但有时需要几天才能见效。

4. 其他

有的固着磨口塞子，本来单凭用力扭转就可打开，但因有手汗发滑或不便把握，使不上劲而不能如愿。这时可将玻璃塞的上端用软布包裹或衬垫上橡皮，小心地用台钳夹住，再用不太大的力量扭转瓶体，就能打开。对于有平面槽的磨口塞，只要用布将其平面部分衬垫，再用活搬手卡住，以适度力量扭转，就能打开。这种扭转的方法，成功的几率很高。

总之，在处理固着的磨口时，要有耐心，多种方法配合使用，往往能收到意外的效果。同时还要注意安全，要预防仪器因敲击或加热不当而破损时伤害到学生，应在有经验的教师或实验室工作人员指导下进行。对于盛有毒害性物料的容器更须小心处理，事先要有容器破损的应急措施。

对于个别固着“顽固”的磨口(如长期被四氯化硅固着)，无法打开时，只好进行“斩首”处理。此时最好采用电热丝切割的方法，在瓶颈处切断，再将物料转移。

二、如何打开紧固的螺旋瓶盖

当有螺旋丝扣的药品瓶盖扭不动时，可采用以下几种方法打开：

(1)扭不动瓶盖常常是因为手出汗发滑用不上力，此时可将几根橡皮筋(或两段短胶管)分别绕在瓶盖和瓶体上，然后用手把握橡皮筋用力扭，一般即可打开。

(2)上面方法无效时，可用电吹风或小火焰仔细将瓶盖周围烤热，使瓶盖单独受热膨胀，再用干布包住瓶盖用力扭，即可打开。

(3)将一根结实的绳子，一端栓在固定的物体上(如门把手)，再把绳子按顺时针方向在瓶盖上绕一圈，然后一手拉紧绳子的另一端，一手握住瓶体用力向前推动，就可将盖子打开。注意绳子绕的方向要正确，否则会扭得更紧。

三、如何从橡皮塞中拔出胶着的温度计

温度计(或玻璃管)与橡皮塞(或橡皮管)胶着在一起而难以拔出时，可用小改锥或刀锉的柄端插入温度计和橡皮塞之间，使之形成空隙，再滴加一滴水，将

此沿温度计周围扩展，并逐渐深入，很快就能取出温度计。

如果有恰好能套进温度计的钻孔器，则可把此钻孔器蘸点氢氧化钠溶液或水，从温度计的一端套入，轻轻地用力，一边转动，一边向前推进，如难以转动时，将钻孔器拔出，再蘸点氢氧化钠溶液或水，重复操作几次，即可将温度计从橡皮塞中取出。

自　测　题

一、单选题

1. 下列仪器中可在沸水浴中加热的有(　　)。

A. 容量瓶　　B. 量筒　　C. 比色管　　D. 锥形烧瓶

2. 玷污 AgCl 的容器用(　　)洗涤最合适。

A. HCl　　B. H_2SO_4　　C. $NH_3 \cdot H_2O$　　D. 铬酸洗液

3. 当用氢氟酸挥发硅时，应在(　　)器皿中进行。

A. 玻璃　　B. 石英　　C. 金属　　D. 氟塑料

4. 当被加热的物体要求受热均匀而温度不超过100℃时，可选用的加热方式是(　　)。

A. 恒温干燥箱　　B. 电炉　　C. 煤气灯　　D. 水浴锅

5. 下列对乙醚蒸馏操作中正确的加热方式是(　　)。

A. 用煤气灯直接加热支管烧瓶

B. 用 2kW 电炉直接加热支管烧瓶

C. 用水浴间接加热支管烧瓶用电热板间接加热支管烧瓶

6. 下列对石油醚蒸馏操作中正确的加热方式是(　　)。

A. 用煤气灯直接加热支管烧瓶　　B. 用 2kW 电炉直接加热支管烧瓶

C. 用水浴间接加热支管烧瓶　　D. 用 500W 电热套间接加热支管烧瓶

7. 下列对丙酮蒸馏操作中正确的加热方式是(　　)。

A. 用煤气灯直接加热支管烧瓶　　B. 用 2kW 电炉直接加热支管烧瓶

C. 用水浴间接加热支管烧瓶　　D. 用电热板间接加热支管烧瓶

8. 化验室常用的电热设备中(　　)是可以恒温加热的装置。

A. 电炉　　B. 超级恒温水浴锅和电烘箱

C. 电热板　　D. 电加热套

9. 在重量分析中灼烧沉淀，测定灰分常用(　　)。

A. 电加热套　　B. 电热板　　C. 马弗炉　　D. 电炉

10. 标准物碳酸钠用前需要在270℃烘干，可以选用(　　)。

A. 电炉　　B. 马弗炉　　C. 电烘箱　　D. 水浴锅

11. 实验室中常用的属于明火直接加热的加热设备是(　　)。

A. 电炉和烘箱　　B. 烘箱和马弗炉

C. 酒精灯和煤气灯　　D. 超级恒温水浴锅

二、判断题

1. 铂器皿可以用还原焰，特别是有烟的火焰加热。(　　)

2. 瓷坩埚可以加热至1200℃，灼烧后重量变化小，故常常用来灼烧沉淀和称重。(　　)

3. 金属离子的酸性贮备液宜用聚乙烯容器保存。(　　)

4. 玛瑙研钵不能用水浸洗，而只能用酒精擦洗。(　　)

5. 铁镍器皿不能用于沉淀物的灼烧和称重。(　　)

6. 用纯水洗涤玻璃仪器时，使其既干净又节约用水的方法原则是少量多次。(　　)

7. 作痕量金属分析的玻璃仪器，使用(1∶1)～(1∶9)HNO_3溶液浸泡，然后进行常法洗涤。(　　)

8. 石英器皿不与任何酸作用。(　　)

9. 玻璃器皿不可盛放浓碱液，但可以盛酸性溶液。(　　)

10. 在实验室中浓碱溶液应贮存在聚乙烯塑料瓶中。(　　)

11. 锥形瓶可以用去污粉直接刷洗。(　　)

12. 在电烘箱中蒸发盐酸。(　　)

13. 玻璃容器不能长时间存放碱液。(　　)

14. 滴定管内壁不能用去污粉清洗，以免划伤内壁，影响体积准确测量。(　　)

15. 烘箱和高温炉内都绝对禁止烘、烧易燃、易爆及有腐蚀性的物品和非实验用品，更不允许加热食品。(　　)

三、多选题

1. 易燃烧液体加热时必须在(　　)中进行。

A. 水浴　　B. 沙浴　　C. 煤气灯　　D. 电炉

2. 玻璃器皿能盛放的酸有(　　)。

A. 盐酸　　B. 氢氟酸　　C. 磷酸　　D. 硫酸

3. 洗涤下列仪器时，不能使用去污粉洗刷的是(　　)。

A. 移液管　B. 锥形瓶　C. 容量瓶　D. 滴定管

4. 下列(　　)组容器可以直接加热。

A. 容量瓶、量筒、锥形瓶　B. 烧杯、硬质锥形瓶、试管

C. 蒸馏瓶、烧杯、平底烧瓶　D. 量筒、广口瓶、比色管

5. 下列可以直接加热的常用玻璃仪器为(　　)。

A. 烧杯　B. 容量瓶　C. 锥形瓶　D. 量筒

6. 有关称量瓶的使用正确的是(　　)。

A. 不可作反应器　B. 不用时要盖紧盖子

C. 盖子要配套使用　D. 用后要洗净

7. 下列玻璃仪器中，加热时需垫石棉网的是(　　)。

A. 烧杯　B. 碘量瓶　C. 试管　D. 圆底烧瓶

8. 下列哪种物质不能在烘箱中烘干(105~110℃)(　　)。

A. 无水硫酸钠　B. 氯化铵　C. 乙醚抽提物　D. 苯

9. 洗涤下列仪器时，不能使用去污粉洗刷的是(　　)。

A. 烧杯　B. 滴定管　C. 比色皿　D. 漏斗

第三章　分析天平和称量

称量是对物质的准确质量进行确定的过程。在实验室中若要确定物质中某组分的含量，就必须要进行准确称量。准确称量就要用到分析天平。分析天平的种类很多，以下就实验室中最常用的电子天平加以介绍。

第一节　电子天平

随着生产和科学技术的发展，人们对称量的速度和称量的精度有了更高的要求，电子天平就是天平中新发展的一种，其称量快速、简便，具有超载报警、数据处理、联机等功能，常用于准确称量物质的质量。

一、电子天平的种类和规格

电子天平可分为普通电子天平、上皿电子天平及电子精密天平和电子分析天平等。电子精密天平一般为 5 ~6 级，适用于普通的较精密的测量。而电子分析天平为 3 ~4 级，主要用于化学检验中。电子天平的规格品种齐全，最大载荷从几十克至几千克，最小分度值可至 0. 001mg。一般化学检验中所用电子分析天平(以下所称电子天平均为此种天平)的最大载荷量是 100g 或 200g，最小分度值为 0. 1mg。

二、电子天平的构造原理

电子天平是最新一代天平，其控制方式和电路结构多种多样，但称量的依据都是电磁力平衡原理。若将通电导线放在磁场中，导线将产生电磁力，力的方向可以用左手定则来判定。

当磁场强度不变时，力的大小与流过线圈的电流强度成正比。

由于重物的重力方向向下，电磁力方向向上，与之相平衡，则通过导线的电流与被称物的质量成正比。

电子天平的结构中包括秤盘、簧片、线圈及线圈架、磁钢、磁回路体、位移传感器、放大器和电流控制器。秤盘通过支架连杆与线圈相连，线圈置于磁场中。秤盘及被称物的重力通过连杆支架作用于线圈上，重力方向向下。线圈内有电流通过，产生一个向上作用的电磁力，与秤盘重力方向相反，大小相等。位移传感器处于预定的中心位置，当秤盘上的物体质量发生变化时，位移传感器检出位移信号，经调节器和放大器改变线圈的电流，直至线圈回到中心位置为止。通过数字显示出物体的质量。

三、电子天平的使用方法

实验中所用的各种型号的电子天平结构相近，使用方法也相似，此处主要介绍较为常用的 FA2004B 型电子天平(其外观和键盘结构见图 3-1)的使用程序。

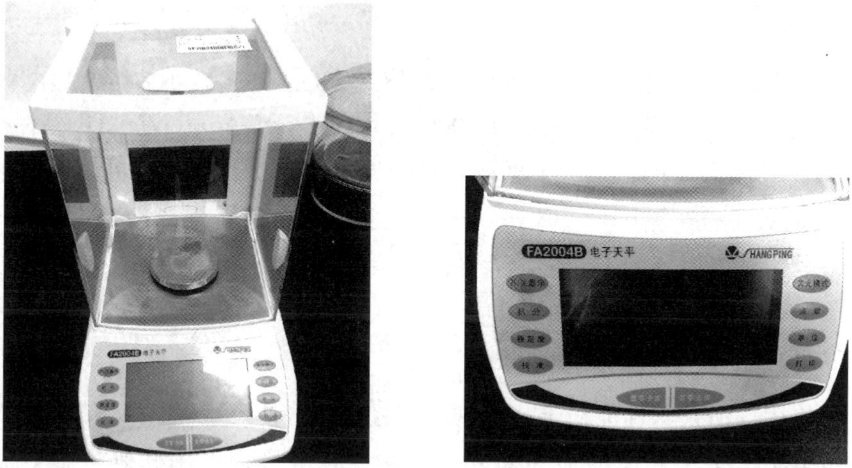

图 3-1　FA2004B 型电子天平

(1)取下天平罩，叠好，放在天平箱顶部。

(2)检查、调节水平。查看水平仪的气泡是否在黑圈线中央，若偏移，应调节天平脚，使气泡位于水平仪黑圈线的中央。

(3)清洁天平。若天平内或称盘不干净，应用软毛刷小心清扫干净。

(4)预热。接通电源，未按“开关显示”键，在关闭状态下预热 30min(依据天平使用说明书)。

(5)开启“开关显示”键，显示器先显示“ ±88888888%”，再显示天平型号，当显示称量模式“0.0000g”时，电子称量系统自检过程结束，方可称量。

(6)校准。为确保称量的正确性，电子天平安装后，每天首次使用前，环境变化、搬动或移位后，应对天平进行校准。

电子天平的校准方法是：按上述方法检查、调整准备好天平后，按“去皮置零”键，待显示0.0000g，再按“校准”键，显示CAL－200，用镊子将200g标准砝码放在天平盘中央，关闭天平门，显示200.0000g，并发出控制信号“嘟”声，表示天平校准完毕；取下200g标准砝码，放回砝码盒中，关闭天平门，显示0.0000g，表示天平校准成功，则可进行称量。

注意：取下200g标准按码后，若显示器显示的不是0.0000g，需用上述方法重新校准。

(7)称量。按“去皮置零”键，显示0.0000g后，置称量物于天平盘中央，关闭天平门，显示器上的数字不断变化，待数字稳定并出现单位“g”后，则表示天平显示值已稳定，方可读数。此数值即为被称量物的质量，应及时记录于实验报告本上。

(8)称量结束工作。称量结束后，取出称量物，显示器应显示或接近0.0000g；按“去皮置零”键，显示0.0000g后，按“开关显示”键关闭显示器；清扫天平盘，关闭天平门，罩上天平罩，凳子放回原处。若当天不再使用天平，应拔去电源插头。

(9)登记。取出登记本，记录天平使用情况。

四、电子天平的特点

(1)使用寿命长，性能稳定，灵敏度高且操作方便。

(2)电子天平采用电磁力平衡原理，称量时全量程不用砝码。放上被称物后，在几秒内即达到平衡，显示读数，因此称量速度快，精度高。

(3)具有自动校准、超载指示、故障报警、自动去皮等功能。

(4)电子天平具有质量电信号输出功能，可以与打印机、计算机连用，扩展其功能。这是机械化天平无可比拟的优点。

五、使用注意事项

(1)使用电源必须是220V交流电，用户必须保证天平电源有良好的接地线。

(2)应放于无振动、无气流、无热辐射及不含有腐蚀性气体的环境中。

(3)开机后需预热30～60min。

(4)操作台使用水泥台或其他防振的工作台。

(5)称量前检查天平是否水平，框罩内外是否清洁。

(6)天平的上门仅在检修时使用，不得随意打开。

(7)开关天平两边侧门时，动作要轻、缓(不发出碰击声响)。

(8)称量物的温度必须与天平温度相同，有腐蚀性或者吸湿的物质必须放在密闭容器中称量。

(9)不得超载称量。

(10)读数时必须关好侧门。

第二节　称量方法

常用的称量方法有直接称量法、差减称量法和固定质量称量法，以下以 FA2004B 型电子天平的称量为例。

一、直接称量法

(1)不去皮直接称量法(以表面皿的称量为例)：依照上述称量的程序，准备好天平后，按“去皮置零”键，显示 0.0000g 后，用纸片或戴细纱手套挟持一干燥洁净的表面皿，放置天平盘中央，关闭天平门，数字稳定后的读数即为该表面皿的质量(记为 m_1)。

用牛角匙取试样于上述表面皿中，关闭天平门，称得表面皿和试样的总质量记为 m_2。两次称量质量之差即为该试样的质量。

此方法又称为增量法。及时记录称量值，并将试样全部转移到接收容器中。

(2)去皮直接称量法：按要求准备好天平后，按“去皮置零”键清零，显示 0.0000g 后，将表面皿放在天平盘上，关闭天平门，数字稳定后，按“去皮置零”键清零，当显示 0.0000g 时，用牛角匙取试样放在表面皿上，关闭天平门，显示器上的显示值即为试样的质量。

称量容器除表面皿外，还可用小烧杯或称量纸等。

在空气中稳定、没有吸湿性的试样，或坩埚等容器，均可用直接称量法称量。

二、差减称量法(又称减量法或递减法)

(1)不去皮差减称量法。以 NaCl 试样的称量为例，将适量的 NaCl 试样装入干燥洁净的称量瓶中，放在天平左侧干燥洁净的表面皿上，样品接收器烧杯或锥形瓶也放在天平左侧；检查、调整天平后，按“去皮置零”键，显示0.0000g；用洁净的小纸条套在称量瓶上或戴细纱手套拿取，放置天平盘中央，关闭天平门，数字稳定后读数，其数值即为称量瓶和NaCl的质量(记为 m_1)。取出称量瓶，倾出试样于承接器(烧杯或锥形瓶)中，用左手将其举在承接试样容器上方，右手用小纸片或戴细纱手套夹住瓶盖柄，打开瓶盖，将称量瓶缓慢向下倾斜，并用瓶盖轻轻敲击瓶口，使试样缓慢落入容器内。此操作应格外小心，不能把试样撒在容器外；当倾出试样接近所需质量时，进行回敲，即用瓶盖边轻敲瓶口，将称量瓶竖起，使附着在瓶口上的试样落入称量瓶或承接器内，然后盖好瓶盖(注意：瓶盖不要碰到瓶内的试样)，将称量瓶再放回天平盘上称量。如此反复倾样、称量几次(不得超过3次)，直至倾出试样质量达到要求的范围，再称取称量瓶和剩余试样的质量，记为 m_2，两次称量质量之差(m_1-m_2)即为倾出试样的质量。按上述方法连续操作，可称取多份试样，进行平行试验。

(2)去皮差减称量法。按上述要求准备好天平后，按“去皮置零”键，显示0.0000g。将盛装一定量试样的称量瓶放在天平盘上，关闭天平门，按“去皮置零”键，显示0.0000g。取出称量瓶，倾出所需量试样后，再放回天平盘上，称取质量，显示值为一个负数，其负号表示取出显示值绝对值量的试样。

在空气中不稳定(易吸潮、吸收空气中的 CO_2、易氧化等)的固体试样，宜采用称量瓶以差减称量法称量。

三、固定质量称量法(去皮法)

以称量0.5000g固体试样为例。天平准备好后，按“去皮置零”键清零，显示0.0000g后，将承接器(表面皿、小烧杯或称量纸等)放在天平盘上，关闭天平门，数字稳定后，按“去皮置零”键清零，当显示0.0000g时，用牛角匙取试样放在天平盘的承接器上，至所加试样与固定质量相差很小时，需极其小心地将盛有试样的牛角匙伸向天平盘的承接器上方2～3cm处，角匙的另一端顶在掌心上，用拇指、中指及掌心拿稳牛角匙，并用食指轻弹匙柄，将试样慢慢抖入承接器中，直至恰好达到指定的质量(如0.5000g)。此操作应十分细心，如不慎加多了试样，只能用牛角匙取出多余的试样，再重复上述操作，直到恰好达到指定质量。

配制一定准确浓度的标准溶液或为了计算的方便，可用固定质量称量法称取物质。

四、液体试样的称量

液体样品应根据样品的性质选择适宜的称量方法。

(1)性质较稳定的液体试样的称量：在空气中不易挥发、不易吸收水分和CO_2、不易被氧化的液体试样，可用小滴瓶以差减法称量。

(2)较易挥发的液体试样的称量：较易挥发的液体试样可用具塞锥形瓶以增量法称量。例如称量浓盐酸时，可先在100mL具塞锥形瓶中加入100mL水，准确称取质量，然后快速加入适量的浓盐酸样品，立即盖上瓶塞，再准确称其质量，增加的质量即为浓盐酸样品的质量。

(3)易挥发或与水剧烈作用的液体试样用特殊方法称量。例如醋酸样品的称量，可先在称量瓶中以增量法称量，然后连同称量瓶一起放入盛有适量水的具塞锥形瓶中，盖上具塞锥形瓶塞，轻轻摇动使称量瓶盖打开，样品与水混合后进行测定。发烟硫酸、发烟硝酸及乙酸乙酯等可用安瓿球以增量法称量。先准确称取安瓿球的质量，然后用镊子夹住安瓿球的毛细管部分，将球形部分在酒精灯上微热，赶去部分空气而产生负压后，迅速将其毛细管尖端插入液体样品中，球泡冷却后可吸入12mL样品。

注意：切勿将毛细管碰断。用滤纸吸干毛细管外壁的溶液，并在火焰上加热封住毛细管口，再准确称量后，将安瓿球放入盛有适量试剂的具塞锥形瓶塞中，摇碎安瓿球，若摇不碎可用玻璃棒击碎，断开的毛细管也可用玻璃棒碾碎。待样品与试剂混合后即可进行测定。

思　考　题

常用的称量方法有哪些？各适用于什么情况？

技能训练3-1　直接称量法训练

一、训练目的

(1)掌握电子天平的使用方法。

(2)掌握直接称量法的操作。

二、仪器与试剂

表面皿、称量瓶、细纱手套或称量纸条和纸片、电子天平。

三、操作步骤

(1)按要求洗涤、干燥表面皿和称量瓶。

(2)电子天平的称量练习。

①称量前电子天平的准备：取下天平罩，叠好，放在天平顶部；检查、调节天平水平；清扫天平；接通电源，预热30～60min；开启显示器；校准天平。

②称量：按"去皮置零"键，显示0.0000g；将表面皿放在天平盘上称取质量，并记录(记为m_1)；按"去皮置零"键，显0.0000g；将称量瓶放在天平盘上的表面皿中，称取质量，记为m_2。

③称量结束工作：取下称量物，放回原处；按"去皮置零"键，显示0.0000g；按"开关显示"键关闭显示器，清扫天平盘；盖上天平罩，凳子放回原处，拔去电源插头；记录天平使用情况。

四、数据记录及处理

技能训练3-2　差减法称量练习

一、训练目的

(1)进一步熟悉分析天平的使用方法。

(2)学会用差减法称量固体样品的质量。

二、仪器与试剂

表面皿、称量瓶、细纱手套或称量纸条和纸片、NaCl固体、牛角匙、50mL烧杯、电子天平。

三、操作步骤

1. 称量前的准备

(1)按要求洗涤并干燥表面皿、称量瓶、角匙和烧杯，将烧杯编号为1～6号。

(2)将NaCl固体烘干，放在干燥器中冷却至室温。

(3)将称量瓶放在表面皿上，打开瓶盖，用干燥洁净的牛角匙取NaCl小心放入称量瓶中至其容量的2/3左右，盖上瓶盖，连同表面皿放在准备好的电子天平的左侧。

2. 电子天平的称量练习

(1)不去皮称量。

①按"去皮置零"键，显示0.0000g。

②将盛有NaCl的称量瓶放在天平盘上称取质量，并记录(记为m_0)。

③从称量瓶倾出1份NaCl(0.2～0.4g)于1号小烧杯中，再将剩余的NaCl和称量瓶放回天平盘上称其质量，记为m_1。

④从上述称量瓶中再倾出第2份NaCl(0.2～0.4g)于2号小烧杯中，称得剩余的NaCl和称量瓶的质量，记为m_2。用同样的方法，从称量瓶中再取出第3份NaCl(0.2～0.4g)于3号小烧杯中，剩余的NaCl和称量瓶的质量记为m_3。

(2)去皮称量。

①在上述第3份NaCl称量后(即称量瓶在天平盘上)，按"去皮置零"键，显示0.0000g。

②按上述同样的方法倾出第4份NaCl于4号小烧杯中，然后将剩余的NaCl和称量瓶放回天平盘上称取质量，记为m_4。

③再按"去皮置零"键，显示0.0000g时，倾出第5份NaCl于5号小烧杯中后，放回天平盘上再称量，记为m_5。

④再去皮，以同样方法称取第6份NaCl于6号小烧杯中，记为m_6。

(3)称量结束工作(同技能训练3-1)。

四、数据记录

次数 质量	1	2	3	4	5	6
敲样前称量瓶和样品质量/g						
敲样后称量瓶和样品质量/g						
敲出样品质量/g						

技能训练3-3　固定质量称量法练习

一、训练目的

(1)进一步巩固分析天平的称量技术。

(2)能用固定质量称量法准确称取一定质量的固体物质。

二、仪器与试剂

50mL烧杯、Na_2CO_3固体、牛角匙、细纱手套、电子天平。

三、操作步骤

1. 实验前的准备

(1)按要求洗涤、干燥烧杯和牛角匙。

(2)将 Na_2CO_3 固体烘干，放在干燥器中冷却至室温，装在扁型称量瓶中。

(3)将牛角匙和装有 Na_2CO_3 的称量瓶放在大表面皿上，置于电子天平的左侧。

2. 电子天平的称量练习(去皮称量法)

(1)称量前电子天平的准备，同技能训练 3-1。

(2)称量，称取 0.5000g Na_2CO_3。

①按“去皮置零”键，显示 0.0000g。

②将小烧杯放在天平盘上，按“去皮置零”键，显示 0.0000g。

③用牛角匙添加 Na_2CO_3 于小烧杯中，当接近 0.5000g 时，取少量 Na_2CO_3，用拇指、中指及掌心拿稳牛角匙，并用食指轻弹匙柄，将 Na_2CO_3 慢慢抖入烧杯中，直至显示器恰好显示 0.5000g。用同样的方法称取三份 Na_2CO_3。

④称量结束工作(同技能训练 3-1)。

四、数据记录

次数 质量	1	2	3
样品质量/g			

思　考　题

(1)在什么情况下选用固定质量称量法称样?

(2)用固定质量称量法称取试样时应注意哪些问题?

技能训练 3-4　液体样品的称量练习

一、训练目的

(1)熟悉掌握分析天平的使用方法。

(2)掌握液体样品的称量方法。

二、仪器与试剂

培养皿或表面皿、30mL 滴瓶、磷酸、细纱手套、250mL 锥形瓶、电子天平。

三、操作步骤

1. 称量前的准备

(1)按要求洗涤并干燥表面皿或培养皿、滴瓶、锥形瓶，将锥形瓶编号为1～3号。

(2)将磷酸装入干燥洁净的小滴瓶中，放在表面皿或培养皿上，再放置电子天平左侧。

2. 电子天平的称量练习(去皮称量)

(1)称量前电子天平的准备。

(2)称量1.5(1±5%)g磷酸。

①按“去皮”键，显示0.0000g。

②戴上细纱手套，将盛有磷酸的小滴瓶放在天平盘上，按“TAR”键，显示0.0000g。

③取出小滴瓶放在培养皿上，用滴瓶的滴管取出10滴磷酸于1号锥形瓶中。

④将滴瓶放回天平盘上称其质量，显示器的读数即为10滴磷酸的质量，计算每滴磷酸的质量，并计算1.5g磷酸的滴数。

⑤取出小滴瓶放在培养皿上，继续滴加磷酸于1号锥形瓶中，直至1.5g磷酸所需的滴数。

⑥再将滴瓶放回天平盘上称量，显示器的读数即为滴入1号锥形瓶中磷酸的质量，看其是否在1.5(1±5%)g范围内；若不足1.5(1－5%)g，可用同法继续滴加磷酸于1号锥形瓶中，再称量，如此反复，直至称得的磷酸在1.5(1±5%)g范围内，并记录；若所取的磷酸超过了1.5(1＋5%)g，必须重新称量。

⑦按“去皮置零”键，显示0.0000g后，用上述同样的方法，再称取两份磷酸分别放入2号和3号锥形瓶中。

(3)称量结束工作。

四、数据记录

次数 质量	1	2	3
样品质量/g			

思　考　题

(1)哪些性质的液体试样可用小滴瓶称量？试举三例说明。

(2)用小滴瓶差减法称取液体试样时应注意哪些问题?

自 测 题

一、单选题

1. 精密称取200mg样品时，选用分析天平的感量应为(　　)。

A 10mg　　B 1mg　　C. 0.1mg　　D. 0.01mg

2. 十万分之一天平的感量是(　　)；万分之一天平的感量是(　　)；千分之一天平的感量是(　　)。

A. 0.01g　　B. 0.001g　　C. 0.0001g　　D. 0.00001g

3. 使用万分之一分析天平用差减法进行称量时，为使称量的相对误差在0.1%以内，试样质量应(　　)。

A. 在0.2g以上　　B. 在0.2g以下

C. 0.1g以上　　D. 0.4g以上

4. 已知天平称量绝对误差为±0.2mg，若要求称量相对误差小于0.2%，则至少称取(　　)g。

A. lg　　B. 0.2g　　C. 0.1g　　D. 0.02g

5. 要改变分析天平的灵敏度可调节(　　)。

A. 吊耳　　B. 平衡螺钉　　C. 拔杆　　D. 感量螺钉

6. 使分析天平较快停止摆动的部件是(　　)。

A. 吊耳　　B. 指针　　C. 阻尼器　　D. 平衡螺钉

7. 天平零点相差较小时，可调节(　　)。

A. 指针　　B. 拔杆　　C. 感量螺钉　　D. 吊耳

8. 下列电子天平精度最高的是(　　)。

A. WDZK-1上皿天平(分度值0.1g)

B. QD-1型天平(分度值0.01g)

C. KIT数字式天平(分度值0.1mg)

D. MD200-1型天平(分度值10mg)

9. 电子分析天平按精度分一般有(　　)类。

A. 4　　B. 5　　C. 6　　D. 3

10. 使用电光分析天平时，取放物体时要托起横梁是为了(　　)。

A. 减少称量时间　　B. 保护玛瑙刀口

C. 保护横梁　　D. 便于取放物体

二、判断题

1. 某物质的真实质量为1.00g，用天平称量称得0.99g，则相对误差为1%。(　　)

2. 天平使用过程中要避免震动、潮湿、阳光直射及腐蚀性气体。(　　)

3. 要改变分析天平的灵敏度可调节平衡螺丝。(　　)

4. 天平的横梁上有三把玛瑙刀，三把刀的刀口处于同一个平面且互相平行。(　　)

5. 常用电子分析天平称量最大负荷是200g。(　　)

6. 在天平上测出的是物体的质量而不是重量。(　　)

7. 使用天平时称量前一定要调零点，使用完毕后不用调零点。(　　)

8. 称量物体的温度，不必等到与天平室温度一致，即可进行称量。(　　)

9. 天平需要周期进行检定，砝码不用进行检定。(　　)

10. 天平室要经常敞开门窗通风，以防室内过于潮湿。(　　)

三、多选题

1. 用万分之一的分析天平称取1g样品，则称量所引起的误差是(　　)。

A. ±0.1mg　　B. ±0.1%　　C. ±0.01%　　D. ±1%

2. 下列天平不能较快显示质量数字的是(　　)。

A. 全自动机械加码电光天平　　B. 半自动电光天平

C. 阻尼天平　　D. 电子天平

3. 在分析天平上称出一份样品，称前调整零点为0，当砝码加到12.24g时，投影屏映出停点为+4.6mg，称后检查零点为-0.2mg，该样品的质量不正确的为(　　)。

A. 12.2448g　　B. 12.2451g　　C. 12.2446g　　D. 12.2441g

4. TG328B型分析天平称量前应检查(　　)项目以确定天平是否正常。

A. 天平是否处于水平位置　　B. 吊耳、圈码等是否脱落

C. 天平内部是否清洁　　D. 有没有进行上一次称量的登记

5. 分析天平室的建设要注意(　　)。

A. 最好没有阳光直射的朝阳的窗户

B. 天平的台面有良好的减震

C. 天平室要有良好的空气对流，保证通风

D. 室内最好有空调或其他去湿设备

6. 电子天平使用时应该注意(　　)。

A. 将天平置于稳定的工作台上避免振动、气流及阳光照射

B. 在使用前调整水平仪气泡至中间位置

C. 经常对电子天平进行校准

D. 电子天平出现故障应及时检修，不可带“病”工作

7. 按电子天平的精度可分为(　　)。

A. 超微量电子天平　　B. 微量天平

C. 半微量天平　　D. 常量电子天平

第四章 体积测量技术和滴定

在实验中，常常需要量取物质的体积。实验室量取液体体积常用的玻璃量器（简称量器）有滴定管、移液管、容量瓶、量筒和量杯等。本章将介绍量器的操作和应用。

第一节 常用量器基础知识

量器按准确度分成 A、B 两种等级。A 级的准确度比 B 级一般高一倍。量器的级别标志，可用“一等”“二等”“Ⅰ”“Ⅱ”或“〈1〉”“〈2〉”等表示，无上述字样符号的量器，则表示无级别，如量筒、量杯等。应根据实验要求合理选用。

一、量筒、量杯

量筒、量杯属于精确度较差的量器，常用于量取体积不要求很精确的试剂。其规格有 5mL、10mL、25mL、50mL、100mL、500mL、1000mL、2000mL 等，可根据不同的需要选用不同容量的量筒。应使所量取溶液的体积与量筒的容量相接近。如量取 8. 0mL 的液体时，应使用 10mL 的量筒，产生的测量误差为 ±0. 1mL。如使用 100mL 的量筒，则会产生 ±1mL 测量误差。

二、滴定管及其使用

1. 滴定管的分类

滴定管是滴定时用来准确测量流出操作溶液体积的量器（量出式仪器）。常量分析最常用的是容积为 50mL 和 25mL 的滴定管，其最小刻度是 0. 1mL，因此读数可以估计到 0. 01mL。另外，还有容积为 10mL、5mL、2mL 和 1mL 的半微量滴定管或微量滴定管，最小刻度分别是 0. 05mL 和 0. 02mL，特别适用于电位滴定。

滴定管的容量精度分为A级和B级，通常以喷、印的方法在滴定管上制出耐久性标志，包括制造厂商标、标准温度(20℃)，量出式符号(Ex)，精度级别(A或B)以及标称总容量(mL)等。按JJG196—2006规定，其分度值、容量允差、流出时间、等待时间和分度线宽度如表4-1所示(仅为部分产品)。

表4-1　常用滴定管的规格

标称容量/mL		5	10	25	50	100
分度值/mL		0.02	0.05	0.1	0.1	0.2
容量允差/mL	A级	±0.010	±0.025	±0.04	±0.05	±0.10
	B级	±0.020	±0.050	±0.08	±0.10	±0.20
流出时间/s	A级	30~45		45~70	60~90	70~100
	B级	20~45		35~70	50~90	60~100
等待时间/s		30				
分度线宽度/mm		≤0.3				

根据盛放溶液性质的不同，滴定管一般可分为两种：一种是具塞酸式滴定管，另一种是无塞碱式滴定管，见图4-1。还有一种滴定管是聚四氟乙烯旋塞滴定管，外观与酸式滴定管相同。碱式滴定管的一端连接乳胶管或橡胶管，管内装有玻璃珠，乳胶管下面接一尖嘴玻璃管，用手指捏玻璃珠周围的乳胶管时，便会形成一条狭缝，溶液即可流出，并可控制流速。

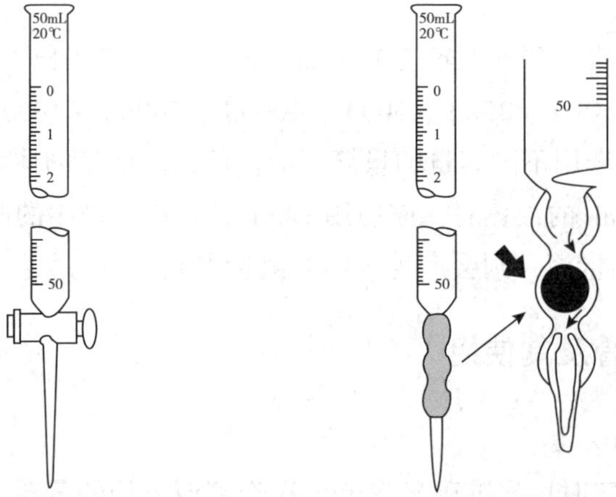

(a)酸式滴定管　　(b)碱式滴定管

图4-1　酸碱滴定管

酸式滴定管用于盛放酸性和氧化性溶液，但不能盛放碱性溶液，因其磨口玻璃塞会被碱性溶液腐蚀，放置久了，活塞将打不开。碱式滴定管用于盛放碱性溶液，但不能盛放能与乳胶管起反应的氧化性溶液，如高锰酸钾、碘和硝酸银等。

聚四氟乙烯旋塞滴定管，下端是聚四氟乙烯旋塞，可用于盛放酸性、碱性及氧化性溶液，即无酸碱式之分。

滴定管除无色的外，还有棕色的，用以盛放见光易分解或有色的溶液，如 $AgNO_3$、$Na_2S_2O_3$、$KMnO_4$ 等溶液。

2. 酸式滴定管使用前的准备

(1)检查。酸式滴定管使用前应检查其旋塞旋转是否灵活，管尖、管口有无破损，若有破损应予以更换。

(2)试漏。即检查旋塞处是否漏水。其方法是将旋塞关闭，用自来水充满至一定刻度，擦干滴定管外壁，将其直立夹在滴定管架上静置约 2min，观察液面是否下降，滴定管下管口是否有液珠，旋塞两端缝隙间是否渗水(用干的滤纸在旋塞套两端贴紧旋塞擦拭，若滤纸潮湿，说明渗水)。若不漏水，将旋塞旋转 180°，静置 2min，按前述方法察看是否漏水。若不漏水且旋塞旋转灵活，则涂凡士林成功，否则应重新涂油、试漏。若出口管尖端被凡士林堵塞，可将它插入热水中温热片刻，然后打开旋塞，使管内的水突然流下(最好借助洗耳球挤压)，将软化的凡士林冲出，并重新涂油、试漏。

(3)涂油。一支新的或较长时间不使用的和使用了较长时间的酸式滴定管，会因玻璃旋塞闭合不好或转动不灵活，而导致漏液和操作困难，需将旋塞涂油(如凡士林油等)。其方法(如图 4-2 所示)是将滴定管放在平台上，取下旋塞，用滤纸擦干旋塞和旋塞套。用手指均匀地涂一薄层凡士林于旋塞两头。注意不要将油涂在旋塞孔上、下两侧，以免旋转时堵塞旋塞孔。将旋塞径直插入旋塞套中，向同一方向转动旋塞，直至旋塞和旋塞套内的凡士林全部透明为止。用一小橡皮圈套在旋塞尾部的凹槽内，以防旋塞从旋塞套掉落损坏。

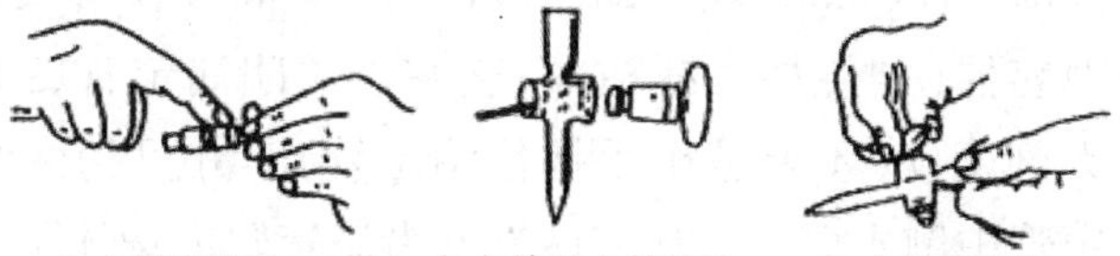

(a) 活塞涂油　(b) 涂凡士林油处　(c) 转动活塞

图 4-2　活塞涂凡士林

(4)洗涤。滴定管的外侧可用洗洁精或肥皂水刷洗，管内无明显油污的滴定管可直接用自来水冲洗，或用洗涤剂泡洗，但不可刷洗，以免划伤内壁，影响体积的准确测量。若有油污不易清洗，可根据污染的程度，采用不同的洗液(如铬酸洗液、草酸加硫酸溶液等)洗涤。洗涤时，将酸式滴定管内的水尽量除去，关闭旋塞，倒入10～15mL洗液，两手横持滴定管，边转动边将管口倾斜，并将滴定管口对着洗液瓶口，以防洗液洒出，直至洗液布满全管内壁，立起后打开旋塞，将洗液放入洗液回收瓶中。若滴定管油污较多，必要时可用温热洗液加满滴定管浸泡一段时间。将洗液从滴定管彻底放净后，用自来水冲洗(注意最初的涮洗液应倒入废酸缸中，以免腐蚀下水管道)，再用蒸馏水淋洗3次。洗净的滴定管其内壁应完全被水润湿而不挂水珠，否则需重新洗涤。洗净的滴定管倒夹(防止落入灰尘)在滴定管台上备用。

聚四氟乙烯旋塞滴定管的准备与酸式滴定管相同。

长期不用的滴定管应将旋塞和旋塞套擦拭干净，并夹上薄纸后再保存，以防旋塞和旋塞套之间粘住而打不开。

3. 碱式滴定管使用前的准备

(1)检查。使用前应检查乳胶管和玻璃珠是否完好。若乳胶管已老化，玻璃珠过大(不易操作)或过小和不圆滑(漏水)，应予更换。

(2)试漏。装入自来水至一定刻度线，擦干滴定管外壁，处理掉管尖处的水滴。将滴定管直立夹在滴定管架上静置2min，观察液面是否下降，滴定管下管口是否有水珠。若漏水，则应调换胶管中的玻璃珠，选择一个大小合适且比较圆滑的配上再试。

(3)洗涤。碱式滴定管的洗涤方法与酸式滴定管相同。在需要用铬酸洗液洗涤时，需将玻璃珠往上捏，使其紧贴在碱式滴定管的下端，防止洗液腐蚀乳胶管。在用自来水或蒸馏水清洗碱式滴定管时，应特别注意玻璃珠下方死角处的清洗。为此，在捏乳胶管时应不断改变方位，使玻璃珠的四周都洗到。

4. 装溶液、赶气泡

装入操作溶液前，应将试剂瓶中的溶液摇匀，并将操作溶液直接倒入滴定管中，不得借助其他容器(如烧杯、漏斗等)转移。关闭滴定管旋塞，用左手前三指持滴定管上部无刻度处(不要整个手握住滴定管)，并可稍微倾斜；右手拿住细口试剂瓶向滴定管中倒入溶液，让溶液慢慢沿滴定管内壁流下。先用摇匀的操作溶液(每次约10mL)将滴定管润洗三次。应注意，在洗时，两手横持滴定管，边转动边将管口倾斜，一定要使操作溶液洗遍滴定管全部内壁，以便润洗掉原来残留液，然后立即打开旋塞，将废液放入废液缸中。对于碱式滴定管，仍应注意玻璃珠下方的洗涤。最后，将操作溶液倒入滴定管，直至0刻度以上，打开旋塞

(或用手指捏玻璃珠周围的乳胶管)，使溶液充满滴定管的出口管，并检查出口管中是否有气泡。若有气泡，必须排除。酸式滴定管排除气泡的方法是，右手拿滴定管上部无刻度处，并使滴定管稍微倾斜，左手迅速打开旋塞使溶液冲出(放入烧杯)。若气泡未能排出，可用手握住滴定管，用力上下抖动滴定管。如仍不能排出气泡，可能是出口管未洗净，必须重洗。在使用碱式滴定管时，装满溶液后，用左手拇指和食指拿住玻璃珠所在部位并使乳胶管向上弯曲，出口管倾斜向上，然后轻轻捏玻璃珠部位的乳胶管，使溶液从管口喷出(下面用烧杯承接溶液)，再一边捏乳胶管一边把乳胶管放直，注意应在乳胶管放直后，再松开拇指和食指，否则出口管仍会有气泡(见图4-3)。

5. 滴定管的读数

(1)装入或放出溶液后，必须等1～2min，使附着在内壁上的溶液流下来，再进行读数。如果放出溶液的速度较慢(例如，滴定到最后阶段，每次只加半滴溶液时)，等0.5～1min方可读数。每次读数前要检查一下管内壁是否挂液珠，出口管内是否有气泡，管尖是否有液滴。

(2)读数时用手拿住滴定管液面以上，使滴定管保持自由下垂。对于无色或浅色溶液，读数时，视线与弯月面下缘最低点相切，读取弯月面下缘的最低点读数(见图4-4)；溶液颜色太深时，视线与液面两侧的最高点相切，读取液面两侧的最高点读数。若为白底蓝线衬背滴定管，应当取蓝线上下两尖端相对点的位置读数。无论哪种读数方法，都应注意初读数与终读数采用同一标准。

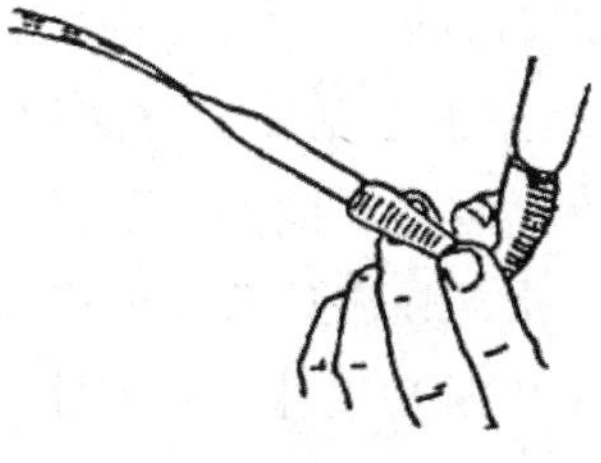

图4-3　碱式滴定管排气泡的方法

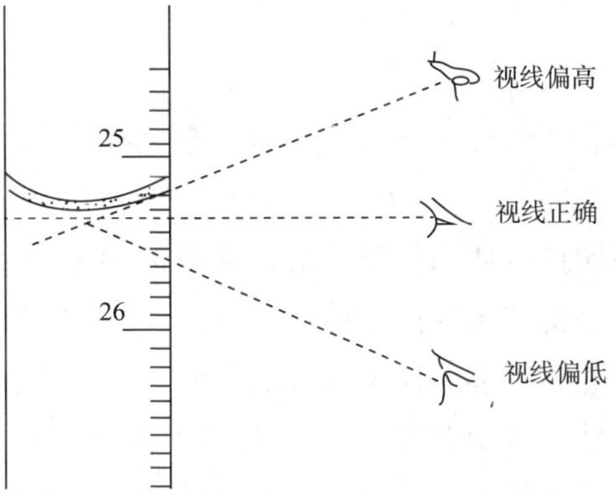

图4-4　滴定管读数的方法

(3)读取初读数前，应将滴定管尖悬挂着的液滴除去。滴定至终点时应立即关闭旋塞，并注意不要使滴定管中溶液有稍微流出，否则终读数便包括流出的半滴溶液。因此，在读取终读数前，应注意检查出口管尖是否悬有溶液。

6. 滴定操作

进行滴定时，应将滴定管垂直地夹在滴定管架上，用洁净的小烧杯的内壁靠去管尖残液，滴定姿势一般采取站姿滴定，要求操作者身体要站正。有时为操作方便也可坐着滴定。

滴定操作可在锥形瓶或烧杯内进行。使用酸式滴定管并在锥形瓶中进行滴定时，用右手拿住锥形瓶上部，使瓶底离滴定台约 2～3cm，滴定管下端伸入瓶口内约 1cm。用左手控制活塞，拇指在前，中指和食指在后，轻轻捏住旋塞柄，无名指和小指向手心弯曲，手心内凹，不要让手心顶着旋塞，以防旋塞被顶出，造成漏液，如图 4-5(a)所示。转动旋塞时应稍向手心用力，不要向外用力，以免造成漏液。但也不要往里用力太大，以免造成旋塞转动不灵活。边滴加溶液，边用右手摇动锥形瓶，使溶液沿一个方向旋转，要边摇边滴，使滴下去的溶液尽快混匀，见图 4-5(b)。

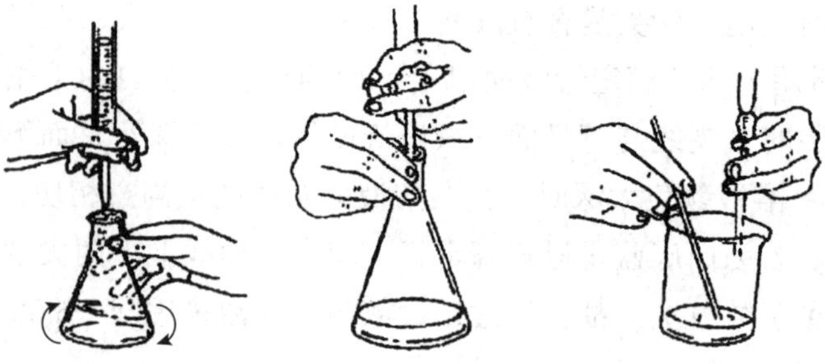

(a) (b) (c)

图 4-5　滴定操作

在烧杯中进行滴定时，把烧杯放在滴定台上，滴定管的高度应以其下端伸入烧杯内约 1cm 为宜。滴定管的下端应在烧杯中心的左后方处，如放在中央，会影响搅拌；如离杯壁过近，滴下的溶液不宜搅拌均匀。左手控制滴定管滴加溶液，右手持玻璃棒搅拌溶液，如图 4-5(c)所示。玻璃棒应做圆周搅动，不要碰到烧杯壁和底部。使用碱式滴定管时，左手无名指及小手指夹住出口管，拇指与食指在玻璃珠所在部位往一旁(左右均可)捏乳胶管，使溶液从玻璃珠旁空隙处流出。

注意：不要用力捏玻璃珠，也不能使玻璃珠上下移动；不要捏到玻璃珠下部的乳胶管，以免在管口处带入空气。右手和用酸式滴定管滴定时的操作相同。

无论使用哪种滴定管，都不要用右手操作，右手用来摇动锥形瓶。

无论用哪种滴定管，都必须掌握三种加液方法：①逐滴加入；②只加 1 滴；

③使液滴悬而不落，即只加半滴。

进行滴定操作时，应注意以下问题：

①每次滴定前都应将液面调至零刻度处，这样可使每次滴定前后的读数基本上都在滴定管的同一部位，从而消除由于滴定管刻度不准确而引起的误差；还可以保证滴定过程中操作溶液足够量，避免由于操作溶液量不够，需重新装一次操作溶液再滴定而引起的读数误差。

②滴定时，左手不能离开旋塞，任溶液自流。

③摇锥形瓶时，应微动腕关节，使锥形瓶做圆周运动，瓶中的溶液则向同一方向旋转，左、右旋转均可，但不可前后晃动，以免溶液溅出。

④滴定时，应认真观察锥形瓶中溶液颜色的变化。不要去看滴定管上的刻度变化，而不顾滴定反应的进行。

⑤要正确控制滴定速度。开始滴定时，速度可稍快些，但溶液不能成流水状地从滴定管放出。应呈“见滴成线”状，这时为3～4滴/s。接近终点时，应一滴一滴地加入。快到终点时，应半滴半滴地加入，直到溶液出现颜色变化为止。

⑥半滴溶液的控制与加入。用酸式滴定管时，可慢慢转动旋塞，旋塞稍打开一点，让溶液慢慢流出悬挂在出口管尖上，形成半滴，立即关闭旋塞。用碱式滴定管时，拇指和食指捏住玻璃珠所在部位，稍用力向右挤压乳胶管，使溶液慢慢流出，形成半滴，立即松开拇指与食指，溶液即悬挂在出口管尖上。然后将滴定管尖嘴尽量伸入瓶中较低处，用瓶壁将半滴溶液靠下，再从洗瓶中吹出蒸馏水将瓶壁上的溶液冲下去。注意只能用很少量蒸馏水冲洗1～2次，否则使溶液过分稀释，导致终点颜色变化不敏锐。在烧杯中进行滴定时，可用玻璃棒下端轻轻沾下滴定管尖的半滴溶液，再浸入烧杯中搅匀。但应注意，玻璃棒只能接触溶液，不能接触管尖。用碱式滴定管滴定时，一定先松开拇指和食指，再将半滴溶液靠下，否则尖嘴玻璃管内会产生气泡。

7. 滴定结束后滴定管的处理

滴定结束后，滴定管内剩余的溶液应弃去，不可倒回原瓶，以防污染操作溶液。随即依次用自来水和蒸馏水将滴定管洗净，然后装满蒸馏水夹在滴定管架上，上口用一器皿罩上，下口套一段洁净的乳胶管或橡皮管，或倒夹在滴定管架上备用。长期不用，应倒尽水。酸式滴定管的旋塞和塞套之间应垫上一张小纸片，再套上橡皮圈，然后收在仪器柜中。

第二节　吸管和容量瓶的使用

一、吸管

1. 吸管的分类

吸管也是量出式仪器，一般用于准确量取一定体积的液体。吸管的种类较多，包括无分度吸管和分度吸管。无分度吸管通称移液管，见图 4-6。它的中腰膨大，上下两端细长，上端刻有环形标线，膨大部分标有它的容积和标定时的温度。将溶液吸入管内，使液面与标线相切，再放出，则放出的溶液体积就等于管上标示的容积。按照国家计量检定规程《常用玻璃量器检定规程》(JJG196—2006)规定，常用移液管的容积有 1mL、2mL、5mL、10mL、25mL、50mL 等多种。依据容量允差可将移液管分为 A 级和 B 级，其标称容量及其容量允差、流出时间和分度线宽度如表 4-2 所示。

表 4-2　常用移液管的规格

标称容量/mL		2	5	10	20	25	50	100
容量允差/mL	A 级	±0.010	±0.015	±0.020	±0.030		±0.05	±0.08
	B 级	±0.020	±0.030	±0.040	±0.060		±0.10	±0.16
流出时间/s	A 级	7~12	15~25	20~30	25~35		30~40	35~45
	B 级	5~12	10~25	15~30	20~35		25~40	30~45
分度线宽度/mm		≤0.4						

分度吸管又叫吸量管，见图 4-6。它可以准确量取所需要的刻度范围内某一体积的溶液，但其准确度差一些。将溶液吸入，读取与液面相切的刻度(一般在零)，然后将溶液放出至适当刻度，两刻度之差即为放出溶液的体积。在同一实验中应使用同一支吸量管的同一部位量取，以减少吸量管带来的测量误差。

2. 吸管的洗涤

吸管在使用前应洗至内、外壁均不挂水珠。管外壁可用毛刷蘸取洗洁精或肥皂水刷洗，管内壁无明显油污用自来水冲洗即可。管内壁如挂水珠，可用铬酸洗液洗涤。洗涤方法是，用滤纸尽量把吸管中残留的水吸干，将吸管插入洗液中，用洗耳球将洗液慢慢吸至管容积的 1/4~1/3 处，用食指按住管口，把管横过来，并转动吸管，使洗液布满全管内壁，稍浸泡一会后将洗液放入洗液回收瓶中。再吸取烧杯中自来水至管容积的1/4～1/3处，润洗管内壁一次，并将其废液放入废液缸中，然后用自来水冲洗干净，最后在烧杯中用蒸馏水润洗管内壁。润洗方法是，在一只50mL或100mL洁净的小烧杯中加入蒸馏水，右手持吸管，左手取一张滤纸片把管尖内外的水尽量吸尽，用右手拿住管上部，将管尖插入水面下2～3cm处，左手拿洗耳球，排出空气，用其尖端紧按在管口上，慢慢松开捏紧的洗耳球，水借吸力缓慢上升，待水吸至管容积的1/4～1/3处，立即用右手食指按住管口，提离蒸馏水，将吸管横握，用两手的拇指和食指分别拿住吸管两端，转动吸管并使蒸馏水布满全管内壁，当水流至距上口1～2cm时，将吸管直立，使水由管尖放出，弃去。用同样的方法，将吸管用蒸馏水润洗三次。注意每次将管插入蒸馏水前，都要用滤纸将管尖外壁的水吸干，管尖内的水尽量吸尽，以免污染烧杯中的蒸馏水。

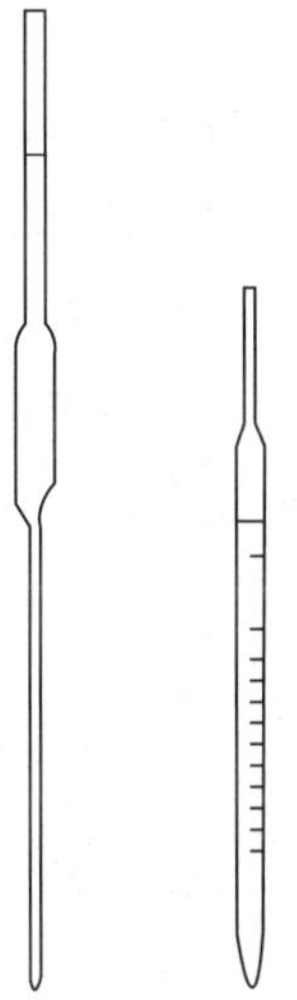

图4-6　吸管

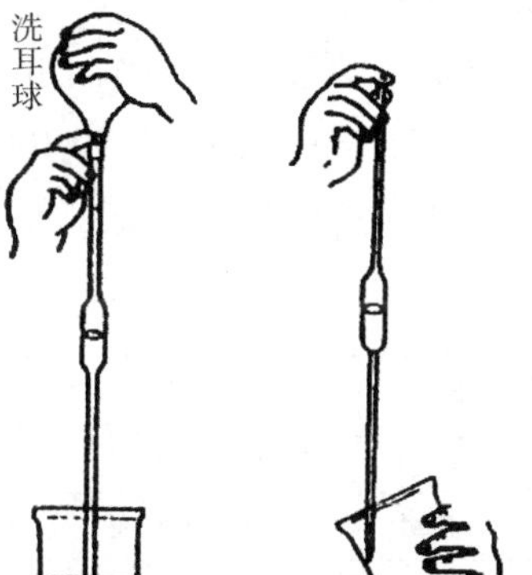

图4-7　移液管移液操作

3. 移取溶液

移取溶液前，要用待移取溶液在烧杯中润洗三次，洗涤方法与蒸馏水的洗涤相同。再将吸管插入待吸溶液液面下1～2cm深度吸取溶液。如插得太浅，液面下降后会造成吸空；如插得太深，吸管外壁沾带溶液过多。吸液过程中，应注意液面与管尖的位置，管尖应随液面下降而下降。当液面吸至标线以上1～2cm时，迅速移开洗耳球，同时立即用右手食指堵住管口。左手放下洗耳球，拿起滤纸擦干吸管下端沾附的少量溶液，并另取一干燥洁净的小烧杯，将吸管管尖紧靠小烧杯内壁，小烧杯保持倾斜，使吸管垂直，视线与刻度线保持水平，然后微微松动右手食指，使液面缓慢下降，直到溶液弯月面的最低点与标线相切，立即按紧食指。左手放下小烧杯，拿起接收溶液的容器，将其倾斜约45°，将吸管垂直，管尖紧贴接收容器的内壁，松开食指，使溶液自然顺壁流下（见图4-7）。待溶液下降到管尖后，应等15s左右，然后移开吸管放在吸管架上。不可乱放，以免受到污染。注意吸管放出溶液后，其管尖仍残留一滴溶液，对此，除特别注明“吹”字的吸管外，此残留液切不可吹入接收容器中，因为在工厂生产检定时，并未把这部分体积计算进去。

4. 实验结束工作

实验完毕后要清洗吸管，放置在移液管架上。

二、容量瓶

容量瓶是细颈梨形平底玻璃瓶（见图4-8），由无色或棕色玻璃制成，带有磨口玻璃塞或塑料塞，颈上有一标线。容量瓶均为量入式。容量瓶的容量定义为：在20℃时，充满至刻度线所容纳水的体积，单位为mL。容量瓶有10mL、25mL、50mL、100mL、250mL、500mL和1000mL等规格。按JJG196规定，容量瓶的标称容量及其容量允差和分度线宽度如表4-3所示（仅为部分产品）。

表4-3 常用容量瓶的规格

标称容量/mL		10	25	50	100	200	250	500	1000	2000
容量允差/mL	A级	±0.02	±0.03	±0.05	±0.10	±0.15	±0.15	±0.25	±0.40	±0.60
	B级	±0.04	±0.06	±0.10	±0.20	±0.30	±0.30	±0.50	±0.80	±1.20
分度线宽度/mm		≤0.4								

容量瓶主要用于配制准确浓度的溶液或定量地稀释溶液。它常与移液管配套使用，可把配成溶液的某种物质分成若干等份。

容量瓶的使用方法及应用注意的事项如下。

1. 试漏

加自来水至标线附近，盖好瓶塞，用左手食指按住瓶塞，其余手指拿住瓶颈标线以上部分，用右手指尖托住瓶底边缘，见图4-8。将瓶倒立2min，看其是否漏水，可用滤纸片检查。将瓶直立，瓶塞转动180°，再倒立2min检查，若不漏水，则可使用。容量瓶的瓶塞不应取下随意乱放，以免污染、搞错或打碎。可用橡皮筋或细绳将瓶塞系在瓶颈上。如为平顶的塑料塞子，也可将塞子倒置在桌面上。

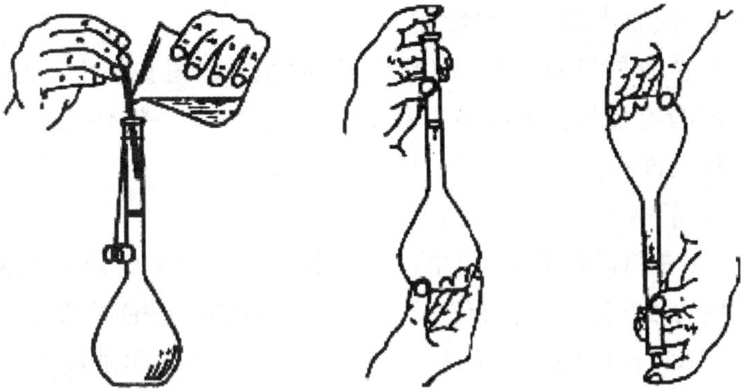

图 4-8　容量瓶的使用

2. 容量瓶的洗涤

容量瓶使用前应用铬酸洗液清洗内壁。先尽量倒去瓶内残留的水，再倒入适量洗液(250mL 容量瓶倒入 20～30mL 洗液)，倾斜转动容量瓶，使洗液布满内壁，浸泡 10min 左右，将洗液倒出，然后用自来水充分洗涤，最后用蒸馏水淋洗 3 次。水的用量根据容量瓶大小而定，如 250mL 容量瓶，第一次用 30mL 左右，第 2 次和第 3 次用 20mL 左右。洗净后备用。

3. 用固体物质配制溶液。

准确称取基准试剂或被测样品，置于小烧杯中，用少量蒸馏水(或其他溶剂)将固体溶解。如需加热溶解，则加热后应冷却至室温，然后将溶液定量转移到容量瓶中。定量转移溶液时，右手持玻璃棒，将玻璃棒伸入容量瓶口中，玻璃棒的下端应靠在瓶颈内壁上。左手拿烧杯，使烧杯嘴紧贴玻璃棒，让溶液沿玻璃棒和内壁流入容量瓶中，见图 4-8。烧杯中溶液倾倒完后，将烧杯慢慢扶正同时使杯嘴沿玻璃棒上提 1～2cm，然后再离开玻璃棒，并把玻璃棒放回烧杯中，但不要靠杯嘴。烧杯嘴沿玻璃棒上提，可避免杯嘴与玻璃棒之间的一滴溶液流到烧杯外面。然后再用少量蒸馏水(或其他溶剂)淋洗烧杯 3～5 次，每次用洗瓶吹出的蒸馏水冲洗烧杯内壁和玻璃棒，再将溶液转移到容量瓶中。之后用洗瓶加蒸馏水，至容量 2/3 时，将容量瓶沿水平方向轻轻转动几周，使溶液初步混匀。再继续加水至标线以下约 1cm 处，等待 1～2min，使附在瓶颈内壁的水流下后，再用小滴管滴加蒸馏水至弯月面的最低点与标线相切，视线应在同一水平线上。无论溶液有无颜色，加水位置都应使弯月面的最低点与标线相切。随即盖紧瓶塞，左手食指按住瓶塞，其余手指拿住瓶颈标线以上部分，右手指尖托住瓶底边缘将容量瓶倒转，使气泡上升到顶部，水平振荡混匀溶液，如图 4-8 所示。这样重复操作 15～20 次，使瓶内溶液充分混匀。

右手托瓶时，应尽量减少与瓶身的接触面积，以避免体温对溶液温度的影响。100mL 以下的容量瓶，可不用右手托瓶，只用一只手抓住瓶颈，同时用手心顶住瓶塞倒转摇动即可。

4. 其他注意事项

(1)如用容量瓶将已知准确浓度的浓溶液稀释成一定浓度的稀溶液，则用移液管移取一定体积的浓溶液于容量瓶中，加蒸馏水至标线，按前述方法混匀溶液。

(2)容量瓶不宜长期保存试剂溶液，不可将容量瓶当作试剂瓶使用。如配好的溶液需长期保存，应将其转移至磨口试剂瓶中。磨口瓶洗涤干净后还必须用容量瓶中的溶液淋洗 3 次。

(3)容量瓶用毕应立即用自来水冲洗干净。如长期不用，磨口处应洗净擦干，垫上小纸片，放入仪器柜中保存。

(4)容量瓶不能在烘箱中烘烤，也不能用明火直接加热。如需使用干燥的容量瓶时，可将容量瓶洗净后，用乙醇等有机溶剂荡洗后晾干或用电吹风的冷风吹干。

第三节　量器的校准

目前我国生产的量器，其准确度可以满足一般实验室工作的要求，无需校准(或称为校正)，但在要求较高的分析工作中则必须对所用量器进行校准。量器的校准通常是以称量该量器所容纳或放出的纯水的质量来进行计算的。量器校准的方法有两种。一种是称量被校准的量器中“容纳”或“放出”纯水的质量，再根据当时水温下水的密度由下列公式计算出该量器在 20℃时的实际容量，此方法称为称量法，也称绝对校准法。滴定管常用这种方法校准。

$$V_{20} = m_W / \rho_W$$

式中　V_{20}——容器在 20℃时的容积；

m_W——容器中“容纳”或“放出”的纯水在 t℃时于大气中以黄铜砝码称得的质量；

ρ_W——t℃时纯水的密度即表观密度(见表 4-4)，是指在 t℃下用纯水充满 20℃时溶剂为 1L 的玻璃容器于空气中以黄铜砝码称取的纯水的质量。

表 4-4　20℃时体积为 1L 的水在 t℃时的质量

温度/℃	质量/g	温度/℃	质量/g	温度/℃	质量/g
5	998.52	12	998.23	19	997.35
6	998.51	13	998.14	20	997.18
7	998.50	14	998.04	21	997.00
8	998.48	15	997.97	22	996.80
9	998.44	16	997.80	23	996.60
10	998.39	17	997.65	24	996.38
11	998.32	18	997.51	25	996.17

根据质量换算成容积时要考虑三个因素：

①水的体积随温度的变化。

②温度对玻璃量器胀缩的影响。

③在空气中称量，空气浮力对砝码和该容器的影响。

把上述三个因素综合起来，对于一般软质玻璃的量器及使用黄铜砝码时，求出一个综合总校准数值。由称取的质量乘上校准值，便可得出实际的体积。

另一种校准方法是用一已校准过的容器间接校准另一容器，是相对比较两容器所盛液体容积的比例关系，所以又称为相对校准法。容量瓶和移液管的相对校准常用这种方法。

容量瓶和移液管均可用称量法校准，但在实际工作中，由于移液管和容量瓶经常配合使用，有时并不一定要确知它的准确容量，而是要确知移液管与容量瓶之间的相对关系是否正确。因此，常用校准过的移液管来校准容量瓶，确定其比例关系。此法简单，但必须在这两件仪器配套使用时才有意义。

量器校准操作注意事项：

①被校准的滴定管和移液管不必干燥，但容量瓶则必须晾干。

②用于校准时所需的水，其温度必须与校准时的环境温度一致，不发生变化。

③校准时所用称重窗口可用称量瓶或具塞小锥瓶，称重的精密度只要求准确至近毫克位便可。

1. 移液管的校准

用移液管吸取蒸馏水至标线以上，缓缓调节弯液面最低点至标线，按移液管的正确使用方法将水放入已称量的具塞锥形瓶中，称重。两次称量的质量之差即为移出水的质量。此质量乘以从表 4-4 查得的校准值即得移液管的真实体积，重复校准以得到精密结果。

2. 容量瓶的校准

将洗净的容量瓶晾干，称空瓶的质量；装入蒸馏水至刻度标线以上，瓶颈内壁不得挂水珠，再称得空瓶加水之质量。两次质量之差即为瓶中的水质量，再乘以从表 4-4 查得的校准值，即得该容量瓶的真实容积。

3. 移液管与容量瓶的相对校准

在一般分析工作中，容量瓶常与移液管配合使用，以分取比例部分的溶液。这时，重要的不是要知道移液管和容量瓶的绝对体积，而是要知道它们之间的体积比是否正确地为十分之一。观察水面是否与标线符合，如果不符合，可以另做一标记，使用时以此标记为标线。经校准后，用这支移液管移取一管溶液就是该容量瓶溶液体积的十分之一。

思　考　题

(1)滴定管有何用途？应如何选择及使用？

(2)吸管有何用途？应如何选择及使用？

(3)容量瓶有何用途？应如何选择及使用？

(4)滴定管、吸管和容量瓶在使用前为什么要校准？

技能训练 4-1　滴定管的使用

一、训练目的

(1)掌握滴定管的使用方法。

(2)掌握有效位数正确的记录。

二、仪器与试剂

托盘天平、洗耳球、酸式滴定管、碱式滴定管、聚四氟乙烯滴定管、烧杯、锥形瓶、试剂瓶、洗瓶、玻璃棒、量筒等。

重铬酸钾、浓硫酸。

三、操作步骤

(1)配制铬酸洗液。称取研细的工业用重铬酸钾 5.0g，置于 250mL 烧杯中，加入 10mL 纯水，加热使其溶解。冷却后，慢慢加入 82mL 浓硫酸，边加边搅拌，并注意观察铬酸洗液的颜色，配好并冷却后转移到 250mL 试剂瓶中，盖好瓶盖，贴上标签，备用。

(2)洗涤烧杯、滴管、锥形瓶、玻璃棒、量筒。

(3)滴定管的准备及使用。

①酸式滴定管检查→试漏→涂油→洗涤→装溶液→排气泡→调零→记录初读数→滴定练习(在锥形瓶中进行，练习连续滴定、逐滴滴定、一滴、半滴)→读数→记录终读数→结束。

②碱式滴定管检查→试漏→洗涤→装溶液→排气泡→调零→记录初读数→滴定练习(在烧杯中进行，练习连续滴定、逐滴滴定、一滴、半滴)→读数→记录终读数→结束。

③聚四氟乙烯滴定管检查→试漏→洗涤→装溶液→排气泡→调零→记录初读数→滴定练习(在锥形瓶中进行，练习连续滴定、逐滴滴定、一滴、半滴)→读数→记录终读数→结束。

四、数据记录

思　考　题

(1)酸式滴定管和碱式滴定管排气泡的操作有什么不同？读数时应注意些什么？

(2)向滴定管中装入待滴定的溶液时，为什么必须从试剂瓶中直接加入到滴定管中？

技能训练 4-2　移液管和吸量管的使用

一、训练目的

(1)掌握移液管和吸量管的使用方法。

(2)巩固有效位数正确的记录。

二、仪器与试剂

托盘天平、洗耳球、移液管、吸量管、烧杯、锥形瓶、洗瓶、玻璃棒、量筒等。

重铬酸钾、浓硫酸。

三、操作步骤

(1)配制铬酸洗液。称取研细的工业用重铬酸钾 5.0g，置于 250mL 烧杯中，加入 10mL 纯水，加热使其溶解。冷却后，慢慢加入 82mL 浓硫酸，边加边搅拌，并注意观察铬酸洗液的颜色，配好并冷却后转移到250mL试剂瓶中，盖好瓶盖，贴上标签，备用。

(2)洗涤烧杯、滴管、锥形瓶、玻璃棒、量筒。

(3)移液管、吸量管的准备及使用。

①25mL移液管检查→洗涤→吸液(以水代替)→调液面→放液(放至锥形瓶)。

②5mL吸量管检查→洗涤→吸液(以水代替)→调液面→放液(根据要求放不同体积水于锥形瓶中)。

四、数据记录

思考题

从吸管中放出溶液时，为什么当管内液面下降到管尖后要等待15s才能取出吸管？

技能训练4-3　容量瓶的使用

一、训练目的

(1)掌握容量瓶的使用方法。

(2)巩固有效位数正确的记录。

二、仪器与试剂

托盘天平、洗耳球、容量瓶、烧杯、锥形瓶、滴管、洗瓶、玻璃棒、量筒等。

重铬酸钾、浓硫酸。

三、操作步骤

(1)配制铬酸洗液。称取研细的工业用重铬酸钾5.0g，置于250mL烧杯中，加入10mL纯水，加热使其溶解。冷却后，慢慢加入82mL浓硫酸，边加边搅拌，并注意观察铬酸洗液的颜色，配好并冷却后转移到250mL试剂瓶中，盖好瓶盖，贴上标签，备用。

(2)洗涤烧杯、滴管、锥形瓶、玻璃棒、量筒。

(3)容量瓶的准备及使用检查→试漏→洗涤→转移溶液(以水代替)→稀释→平摇→稀释→调液面→摇匀。

技能训练4-4　滴定管的校准

一、训练目的

(1)掌握滴定管的校准方法。

(2)巩固电子天平的称量操作。

二、仪器与试剂

托盘天平、洗耳球、酸式滴定管(或碱式滴定管、或聚四氟乙烯滴定管)、烧杯、具塞锥形瓶、试剂瓶、洗瓶、玻璃棒、量筒等。

重铬酸钾、浓硫酸。

三、操作步骤

(1)配制铬酸洗液(同技能训练4-1)。

(2)取一只干净的活塞密合性合格的滴定管，另取已洗净且外表干燥的带磨口玻璃塞的锥形瓶放在分析天平上称量得到空瓶质量，记录至0.0001g位。

(3)将已洗净的滴定管盛满纯水，调至0.00mL刻度处，然后按10mL/min的流速，从滴定管中放出一定体积，如放出15mL的纯水于已称量的锥形瓶，塞紧塞子，称出“瓶+水”的质量，两次质量之差即为放出之水的质量。

(4)用同法称量滴定管从0到20mL，0到25mL，0到30mL，0到35mL，0到40mL刻度间的水重m，用实验时水温的水的密度来除每次水重m，即可得到滴定管各部分的实际容量V。多次校准，取平均值。

(5)根据称量的每段滴定管放出的水的质量，查表4-4所示该温度下的质量，计算出滴定管中某一段体积的真实容积，最后求其校准值，并依次记录在表格中。每只滴定管重复校准一次。

室温：　℃；水温：　℃；锥形瓶的质量：　g

滴定管读数	容积的读数/mL	瓶+水的质量/g	水的质量/g	真实容积/mL	校准值/mL
10					
15					
20					
25					
30					
35					
40					

(6)将温度计插入水下 5 ~ 10min 后测量水的温度并记录。

(7)以滴定管被校分度线的标称容量为横坐标，相应的校准值(两次测定的平均值)为纵坐标，绘制校准曲线。

技能训练 4-5 溶液基本操作

一、训练目的

1. 掌握溶液的配制方法。

2. 练习托盘天平、量筒(或量杯)、容量瓶、移液管等仪器的使用。

二、仪器与试剂

托盘天平、移液管、烧杯、量筒(或量杯)、试剂瓶、锥形瓶、玻璃棒、洗耳球等。

浓盐酸、固体氢氧化钠、固体氯化钠、95%医用酒精。

三、操作步骤

(一)溶液的配制

1. 配制 100mL 的生理盐水

(1)计算配制 0.9%(g/mL)生理盐水 100mL 需要氯化钠多少克。

(2)用托盘天平称取所需氯化钠的质量。

(3)将称得的氯化钠固体倒入干净的烧杯中，加入少量蒸馏水，用玻棒搅拌使其完全溶解，然后将溶液倒入 100mL 量筒或量杯中；用蒸馏水洗涤烧杯 2 ~ 3 次，洗涤液倒入量筒或量杯中；加蒸馏水到总体积为 100mL，混合均匀。

(4)溶液倒入试剂瓶。

2. 配制 1mol/L 的氢氧化钠溶液 100mL

(1)计算配制 1mol/L 的氢氧化钠溶液 100mL 需要氢氧化钠多少克。

(2)用托盘天平称取所需氢氧化钠的质量。

(3)将称得的氢氧化钠倒入烧杯中，加入 20mL 蒸馏水，用玻棒搅拌使其溶解并冷却；将已冷却的氢氧化钠溶液转移至 100mL 量筒或量杯中，并用少量蒸馏水洗涤烧杯 2 ~ 3 次，洗涤液倒入量筒或量杯中；继续加入蒸馏水，直到溶液体积达到 100mL 刻度为止，混合均匀。

(4)溶液倒入试剂瓶。

（二）溶液的稀释

1. 配制75%（mL/mL）的消毒酒精50mL

（1）计算配制75%的消毒酒精50mL需要95%的酒精多少毫升。

（2）用量筒或量杯量取所需95%酒精的体积，然后加蒸馏水稀释，直到溶液体积达到50mL刻度为止，混合均匀。

（3）溶液倒入试剂瓶。

2. 配制1.0mol/L盐酸溶液50mL

（1）计算配制1.0mol/L盐酸溶液50mL需要浓盐酸（$\rho = 1.19g/mL$，$\omega_{HCl} = 0.37$）多少毫升。

（2）在洗净的烧杯中加入约20mL蒸馏水，然后用量筒量取所需浓盐酸体积，沿玻棒转移到烧杯中，搅拌，用少量蒸馏水洗涤量筒2～3次，继续加蒸馏水稀释，直到溶液体积达到50mL刻度为止，使其混合并冷却。

（3）溶液倒入试剂瓶。

（三）溶液的混合配制0.1mol/L盐酸溶液50mL

（1）计算需要1.0mol/L盐酸和0.01mol/L盐酸各多少毫升（假设混合溶液的体积不变）。

（2）用量筒分别量取所需的1.0mol/L和0.01mol/L盐酸，在烧杯中混合均匀即可。

（3）溶液倒入试剂瓶。

技能训练4-6　滴定分析基本操作

一、训练目的

（1）掌握盐酸和氢氧化钠溶液的配制方法。

（2）学会用甲基橙和酚酞指示剂判断滴定终点。

（3）进一步掌握滴定管的滴定操作技术和读数方法。

二、实验原理

将一种物质的溶液，从滴定管滴加到锥形瓶或烧杯的另一种物质溶液中的过程称为滴定。滴定到两物质按照化学计量关系恰好定量反应完全时称为化学计量点。为了正确确定化学计量点，常在被测溶液中加入一种指示剂，它在化学计量点附近发生颜色变化，其颜色变化的转折点称为“滴定终点”，简称“终点”。

一定浓度的氢氧化钠和盐酸溶液相互滴定到达终点时所消耗的体积比应是一定的，可用此来检验滴定操作技术及判断终点的能力。

甲基橙指示剂，它的 pH 变色范围是 3.1(红色)~4.4(黄色)，pH 在 4.0 附近为橙色。用盐酸溶液滴定氢氧化钠溶液时，终点颜色由黄到橙，而用氢氧化钠溶液滴定盐酸溶液，则由橙变黄。判断橙色，对于初学者有一定的难度，所以在做滴定终点练习之前应先练习判断终点。练习方法是：在锥形瓶中加入约 25mL 水及 1 滴甲基橙指示剂，从碱式滴定管中放出 1~2 滴氢氧化钠溶液，观察其黄色，再从酸式滴定管中滴加盐酸溶液，观察其橙色，如此反复滴加氢氧化钠和盐酸溶液，直至能做到加半滴氢氧化钠溶液由橙色变黄色，而加半滴盐酸溶液由黄色变橙色，即能控制加入半滴溶液为止。

三、仪器与试剂

托盘天平、酸式滴定管(或聚四氟乙烯滴定管)、碱式滴定管(或聚四氟乙烯滴定管)、移液管、烧杯、量筒、试剂瓶、锥形瓶、玻璃棒、洗耳球等。

浓盐酸、固体氢氧化钠、0.1% 的甲基橙指示剂、1% 的酚酞指示剂。

四、操作步骤

1. 酸碱溶液的配制

①0.1mol/L HCl 溶液的配制。用量筒量取浓盐酸约 4.5mL，倒入加有约 500mL 纯水的烧杯中，用玻璃棒搅拌均匀，再转移到试剂瓶中，摇匀，贴上标签。在标签上写明：试剂名称、配制浓度、配制日期、配制者班级及姓名。

②0.1mol/L NaOH 溶液的配制。用表面皿在托盘天平上迅速称取固体氢氧化钠 2.5~3g，置于 250mL 烧杯中，用煮沸并冷却后的蒸馏水迅速洗涤 2~3 次，弃去洗涤液，以除去固体 NaOH 表面少量的 Na_2CO_3。将洗涤后的固体 NaOH 用适量水溶解后，转入试剂瓶中，加水稀释至 500mL，盖紧橡胶塞，充分摇匀，贴好标签。

2. 酸碱溶液的相互滴定

①酸碱溶液的装入。将洗净的碱式滴定管用 0.1mol/L NaOH 溶液润洗 3 次，每次用 5~10mL 溶液，然后将 0.1mol/L NaOH 溶液直接倒入碱式滴定管中，排除气泡，将液面调至零刻度处。

将洗净的酸式滴定管用 0.1mol/L HCl 溶液润洗 3 次，每次用 5~10mL 溶液，然后将 0.1mol/L HCl 溶液直接倒入酸式滴定管中，排除气泡，将液面调至零刻度处。

②以甲基橙为指示剂，用酸滴定碱。以每秒3~4滴的速度，从碱式滴定管中放出20~25mL 0.1mol/L NaOH溶液于250mL锥形瓶中，加入1滴0.1%的甲基橙指示剂，用0.1mol/L HCl溶液滴定。开始滴定时，滴落点周围无明显的颜色变化，滴定速度可快些(3~4滴/s)。当滴落点出现暂时性的颜色变化(淡橙色)时，应一滴一滴地加入盐酸溶液，随着颜色消失渐慢，应更加缓慢地滴入溶液，接近终点时，颜色扩散到整个溶液，摇动1~2次才消失，此时应加入一滴，摇几下，最后加入半滴溶液，并用纯水冲洗锥形瓶内壁。至溶液由黄色突然变为橙色，记录HCl溶液的用量。然后由碱式滴定管滴入0.1mol/L NaOH溶液1~2mL，溶液由橙色又变为黄色。再用0.1mol/L HCl溶液滴定至溶液由黄色恰好变为橙色，即为滴定终点，记录HCl溶液的用量。如此反复练习滴定操作和观察滴定终点，直至得出数据中HCl溶液的用量相差不超过0.02mL，而且能准确判断滴定终点为止。

③以酚酞为指示剂用碱滴定酸。用洗净的移液管(先用待吸溶液润洗3次)吸取25mL 0.1mol/L HCl溶液于250mL锥形瓶中，加入1~2滴1%的酚酞指示剂，用0.1mol/L NaOH溶液滴定至溶液由无色变为浅粉红色半分钟不褪即为滴定终点。读取所用NaOH溶液的体积，准确至0.01mL。如此平行滴定四份，要求所用NaOH溶液的体积相差不超过0.02mL，而且能准确判断滴定终点。

五、实验记录与计算

(1)用盐酸溶液滴定氢氧化钠溶液。

测定次数		1	2	3	4	5
V_{NaOH}/mL	终读数/mL					
	初读数/mL					
	滴定管校准值/mL					
	实际 V_{NaOH}/mL					
V_{HCl}/mL	终读数/mL					
	初读数/mL					
	滴定管校准值/mL					
	实际 V_{HCl}/mL					
V_{NaOH}/V_{HCl}						
V_{NaOH}/V_{HCl}平均值						

(2)用氢氧化钠溶液滴定盐酸溶液。

测定次数		1	2	3	4	5
V_{HCl}/mL	V_{HCl}/mL					
	实际 V_{HCl}/mL					
V_{NaOH}/mL	终读数/mL					
	初读数/mL					
	滴定管校准值/mL					
	实际 V_{NaOH}/mL					
V_{NaOH}平均值						
V_{NaOH}/V_{HCl}平均值						

思 考 题

滴定时，为什么每次必须从零刻度开始？

技能训练 4-7　盐酸标准溶液的配制与标定

一、训练目的

(1)掌握中国药典中常用盐酸滴定液的配制和标定方法。

(2)巩固用递减法称量固体物质。

(3)巩固滴定操作并掌握滴定终点的判断。

二、仪器与试剂

分析天平、托盘天平、滴定管、玻棒、量筒、试剂瓶、电炉、表面皿、称量瓶、锥形瓶

浓盐酸、基准无水碳酸钠、纯化水、溴甲酚绿-甲基红混合液指示剂

三、原理与方法

由于浓盐酸容易挥发，不能用它们来直接配制具有准确浓度的标准溶液，因此，配制 HCl 标准溶液时，只能先配制成近似浓度的溶液，然后用基准物质标定它们的准确浓度，或者用另一已知准确浓度的标准溶液滴定该溶液，再根据它们的体积比计算该溶液的准确浓度。

《中国药典》(2020 年版)第四部规定标定 HCl 溶液的基准物质是无水 Na_2CO_3，其反应式如下：

$$Na_2CO_3 + 2HCl \longrightarrow 2NaCl + H_2O + CO_2 \uparrow$$

滴定至反应完全时，指示剂溴甲酚绿－甲基红混合液绿色变为暗紫色。

$$c_{HCl} = \frac{2m_{Na_2CO_3}}{V_{HCl} \times M_{Na_2CO_3}} \times 10^3$$

式中　c_{HCl}——盐酸标准溶液的浓度，mol/L；

$m_{Na_2CO_3}$——碳酸钠的质量，g；

V_{HCl}——滴定中消耗盐酸标准溶液的体积，mL；

$M_{Na_2CO_3}$——碳酸钠的摩尔质量，g/mol。

四、操作步骤

1. 0.5mol/L 盐酸滴定液的配制

用量筒量取浓盐酸 45mL，倒入洗干净的试剂瓶中，加水稀释至 1000mL，摇匀，贴上标签。

2. 0.5mol/L 盐酸滴定液的标定

用递减法精密称取在在 270～300℃干燥至恒重的基准无水碳酸钠约 0.8g，加水 50mL 使溶解，加甲基红－溴甲酚绿混合指示液 10 滴，用本液滴定至溶液由绿色转变为紫红色时，煮沸 2min，冷却至室温，继续滴定至溶液由绿色变为暗紫色，即为终点。平行测定三次，根据消耗 HCl 溶液的体积与基准无水碳酸钠的取用量，计算滴定液 HCl 的浓度和平行测定的极差相对值。

五、数据记录与处理

(1) 记录递减法称取基准无水碳酸钠的质量。

(2) 记录消耗 HCl 滴定液的体积。

(3) 计算的 HCl 浓度及平行测定的极差相对值。

编号 项目	1	2	3
称量瓶 + Na_2CO_3 质量/g(倾倒前)			
称量瓶 + Na_2CO_3 质量 /g (倾倒后)			
Na_2CO_3 质量 /g			
V_{HCl}/mL			
c_{HCl}/(mol/L)			
$\bar{c}_{HCl}$/(mol/L)			
平行测定的极差相对值/%			

六、注意事项

(1)干燥至恒重的无水碳酸钠有吸湿性，因此在标定中精密称取基准无水碳酸钠时，宜采用“减量法”称取，并应迅速将称量瓶加盖密闭。

(2)在滴定过程中产生的二氧化碳，使终点变色不够敏锐。因此，在溶液滴定进行至临近终点时，应将溶液加热煮沸，以除去二氧化碳，待冷至室温后，再继续滴定。

技能训练 4-8　氢氧化钠标准溶液的配制与标定

一、训练目的

(1)掌握中国药典中常用氢氧化钠滴定液的配制和标定方法。

(2)巩固用递减法称量固体物质。

(3)巩固滴定操作并掌握滴定终点的判断。

二、仪器与试剂

分析天平、托盘天平、滴定管、玻璃棒、量筒、试剂瓶、电炉、表面皿、称量瓶、锥形瓶。

固体 NaOH、基准邻苯二甲酸氢钾、纯化水、酚酞指示剂。

三、原理与方法

NaOH 易吸收空气中 CO_2 而生成 Na_2CO_3，反应式为：

$$2NaOH + CO_2 = Na_2CO_3 + H_2O$$

由于 Na_2CO_3 在饱和 NaOH 溶液中不溶解，因此将 NaOH 制成饱和溶液，其含量约 52%，相对密度为 1.56。待 Na_2CO_3 沉淀后，量取一定量的上清液，稀释至一定体积，即可。用来配制 NaOH 的纯化水，应加热煮沸放冷，除去水中 CO_2。

标定 NaOH 的基准物质有草酸($H_2C_2O_4 \cdot 2H_2O$)、苯甲酸($C_7H_6O_2$)、邻苯二甲酸氢钾($KHC_8H_4O_4$)等。《中国药典》(2020 年版)第四部规定用邻苯二甲酸氢钾标定 NaOH 滴定液，标定反应如下：

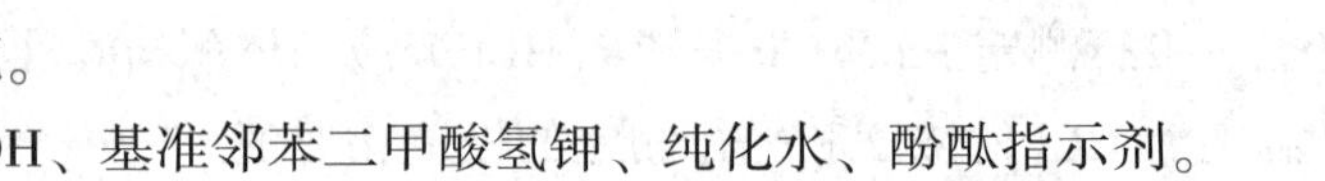

计量点时，生成的弱酸强碱盐水解，溶液为碱性，采用酚酞作指示剂。按下式计算 NaOH 滴定液的浓度：

$$c_{NaOH} = \frac{m_{KHC_8H_4O_4}}{V_{NaOH}M_{KHC_8H_4O_4}} \times 10^3$$

式中　c_{NaOH}——氢氧化钠标准溶液溶液的浓度，mol/L；

$m_{KHC_8H_4O_4}$——邻苯二甲酸氢钾的质量，g；

V_{NaOH}——滴定中消耗氢氧化钠标准溶液的体积，mL；

$M_{KHC_8H_4O_4}$——邻苯二甲酸氢钾的摩尔质量，g/mol。

四、操作步骤

1. NaOH 溶液的配制

(1) NaOH 饱和溶液的配制。用托盘天平称取 120g NaOH 固体，倒入装有 100mL 纯水的烧杯中，搅拌使之溶解成饱和溶液，贮于塑料瓶中，静置数日，澄清后备用。

(2) NaOH 滴定溶液的配制(0.1mol/L)：取澄清的饱和 NaOH 溶液 2.8mL，置于 1000mL 试剂瓶中，加新煮沸的冷纯化水 500mL，摇匀密塞，贴上标签，备用。

2. NaOH 溶液的标定

用递减法精密称取在 105～110℃干燥至恒重的基准物邻苯二甲酸氢钾 3 份，每份约 0.5g，分别置于 250mL 锥形瓶中，各加纯化水 50mL，使之完全溶解。加酚酞指示剂 2 滴，用待标定的 NaOH 溶液滴定至溶液呈淡红色，且 30s 不褪色，即可。平行测定三次，根据消耗 NaOH 溶液的体积，计算滴定液 NaOH 的浓度和相对平均偏差。

五、数据记录与处理

(1) 记录递减法称取基准物邻苯二甲酸氢钾的质量。

(2) 记录消耗 NaOH 滴定液的体积。

(3) 计算的 NaOH 浓度及平行测定的极差相对值。

项　目	编号 1	编号 2	编号 3
称量瓶 + $KHC_8H_4O_4$ 质量(倾倒前)/g			
称量瓶 + $KHC_8H_4O_4$ 质量(倾倒后)/g			
$KHC_8H_4O_4$ 质量/g			
V_{NaOH}/mL			
c_{NaOH}/(mol/L)			
$\bar{c}_{NaOH}$/(mol/L)			
平行测定的极差相对值			

注意事项：

(1)固体氢氧化钠应放在表面皿上或小烧杯中称量，不能在称量纸上称量。因为氢氧化钠极易吸潮，因而称量速度尽量快。

(2)滴定前，应检查橡皮管内和滴定管尖处是否有气泡，如有气泡应排除。否则影响其读数，会给测定带来误差。

(3)盛放基准物的3个锥形瓶应编号，以免混淆，防止过失误差。

技能训练4-9　药用辅料碳酸氢钠的含量测定

一、训练目的

(1)学会用滴定分析方法测得物质含量。

(2)掌握用盐酸滴定液测定弱酸强碱盐物质含量的方法。

(3)巩固用递减法称量固体物质。

二、仪器与试剂

分析天平、滴定管、玻棒、量筒、试剂瓶、电炉、表面皿、称量瓶、锥形瓶

药用辅料碳酸氢钠、0.5mol/L盐酸滴定液、纯化水、甲基红-溴甲酚绿混合指示剂

三、原理与方法

药用辅料碳酸氢钠在药品生产中常用作碱化剂，本品为白色结晶性粉末，按干燥品计，含$NaHCO_3$不得少于99.0%。

碳酸氢钠是弱酸强碱盐，其水解后溶液呈较强的碱性，可被盐酸滴定液直接滴定。《中国药典》(2020年版)第四部规定用甲基红-溴甲酚绿混合液作为指示剂。

$$NaHCO_3 + HCl \xlongequal{\quad} NaCl + H_2O + CO_2\uparrow$$

$$w_{NaHCO_3} = \frac{c_{HCl} \times V_{HCl} \times 10^{-3}}{m_{样品}} \times 100$$

式中　w_{NaHCO_3}——碳酸氢钠的含量,%；

c_{HCl}——滴定中消耗盐酸滴定液的浓度，mol/mL；

V_{HCl}——滴定中消耗盐酸标准滴定液的体积，mL；

$m_{样品}$——辅料碳酸氢钠的质量，g。

四、操作步骤

用递减法精密称取药用辅料碳酸氢钠约1g，加水50mL使溶解，加甲基红-

溴甲酚绿混合指示液 10 滴，用盐酸滴定液(0.5mol/L)滴定至溶液由绿色转变为紫红色，煮沸 2min，冷却至室温，继续滴定至溶液由绿色变为暗紫色，即为终点。平行测定三次，根据消耗盐酸滴定液(0.5mol/L)的体积与药用辅料碳酸氢钠的取用量，计算药用辅料碳酸氢钠的含量和判断含量是否合格。

五、数据记录与处理

编号 / 项目	1	2	3
称量瓶 + 碳酸氢钠质量/g(倾倒前)			
称量瓶 + 碳酸氢钠质量/g(倾倒前)			
碳酸氢钠质量/g			
V_{HCl}/mL			
w_{NaHCO_3}/%			
$\overline{w}_{NaHCO_3}$/%			
药用辅料碳酸氢钠含量是否合格			

自　测　题

一、单选题

1.《中国药典》(2020 年版)中标定 NaOH 滴定液的基准物是(　　)。

A. 无水 Na_2CO_3　　B. 邻苯二甲酸氢钾

C. $CaCO_3$　　D. 硼砂

2. 滴定管在记录读数时，小数点后应保留(　　)位。

A. 1　　B. 2　　C. 3　　D. 4

3. 下列数据记录有错误的是(　　)。

A. 分析天平 0.2800g　　B. 移液管 25.00mL

C. 滴定管 25.00mL　　D. 量筒 25.00mL

4. 下列数字中有三位有效数字的是(　　)。

A. 溶液的 pH 为 4.30

B. 滴定管量取溶液的体积为 5.40mL

C. 分析天平称量试样的质量为 5.3200g

D. 移液管移取溶液 25.00mL

5. 带有玻璃活塞的滴定管常用来装(　　)。

A. 见光易分解的溶液　　B. 酸性溶液

C. 碱性溶液　　D. 任何溶液

6. 碱式滴定管常用来装(　　)。

A. 碱性溶液　　B. 酸性溶液　　C. 任何溶液　　D. 氧化性溶液

7. 在22℃时，用已洗净的25mL移液管，准确移取25.00mL纯水，置于已准确称量过的50mL的锥形瓶中，称得水的质量为24.9613g，此移液管在20℃时的真实体积为(　　)。22℃时水的密度为0.99680g/mL。

A. 25.00mL　　B. 24.96mL　　C. 25.04mL　　D. 25.02mL

8. 进行移液管和容量瓶的相对校正时(　　)。

A. 移液管和容量瓶的内壁都必须绝对干燥

B. 移液管和容量瓶的内壁都不必干燥

C. 容量瓶的内壁必须绝对干燥，移液管内壁可以不干燥

D. 容量瓶的内壁可以不干燥，移液管内壁必须绝对干燥

9. 下列容量瓶的使用不正确的是(　　)。

A. 使用前应检查是否漏水　　B. 瓶塞与瓶应配套使用

C. 使用前在烘箱中烘干　　D. 容量瓶不宜代替试剂瓶使用

10.《中国药典》(2020年版)中标定HCl溶液的基准物质是(　　)。

A. 无水 Na_2CO_3　　B. 硼砂

C. $CaCO_3$　　D. 邻苯二甲酸氢钾

二、判断题

1. 容量瓶可以长期存放溶液。(　　)

2. 酸式滴定管可以用洗涤剂直接刷洗。(　　)

3. 若想使滴定管干燥，可在烘箱中烘烤。(　　)

4. 容量瓶与移液管不配套会引起偶然误差。(　　)

5. 已知25mL移液管在20℃的体积校准值为－0.01mL，则20℃该移液管的真实体积是25.01mL。(　　)

6. 滴定管、移液管和容量瓶校准的方法有称量法和相对校准法。(　　)

三、多选题

1. 下述情况中，属于分析人员不应有的操作失误是(　　)。

A. 滴定前用标准滴定溶液将滴定管淋洗几遍

B. 称量用砝码没有检定

C. 称量时未等称量物冷却至室温就进行称量

D. 滴定前用被滴定溶液洗涤锥形瓶

2. 读取滴定管读数时，下列操作中正确的是(　　)。

A. 读数前要检查滴定管内壁是否挂水珠，管尖是否有气泡

B. 读数时，应使滴定管保持垂直

C. 读取弯月面下缘最低点，并使视线与该点在同－水平面上

D. 有色溶液与无色溶液的读数方法相同

3. 下列仪器中，有“0”刻度线的是(　　)。

A. 量筒　　B. 温度计

C. 酸式滴定管　　D. 托盘天平游码刻度尺

4. 下列有关移液管的使用错误的是(　　)。

A. 一般不必吹出残留液

B. 用蒸馏水淋洗后即可移液

C. 用后洗净，加热烘干后即可再用

D. 移液管只能粗略地量取一定量液体体积

5. 中和滴定时需用溶液润洗的仪器有(　　)。

A. 滴定管　　B. 锥形瓶　　C. 烧杯　　D. 移液管

6. 进行移液管和容量瓶的相对校正时(　　)。

A. 移液管和容量瓶的内壁都必须绝对干燥

B. 移液管和容量瓶的内壁都不必干燥

C. 容量瓶的内壁必须绝对干燥

D. 移液管内壁可以不干燥

第五章　温度的测量及控制

第一节　温度计及其应用

温度是表征物体冷热程度的物理量，物质的许多特征参数与温度有密切关系。在化学实验中，常常需要测量液体的温度。因此，准确测量和控制温度是一项十分重要的技能。测量温度的设备是温度计，温度计的种类型号很多，常用的有玻璃液体温度计、热电偶温度计、电阻温度计、饱和蒸气温度计等，实验时可根据不同的需要选择使用。

一、玻璃液体温度计

1. 玻璃液体温度计的构造及测温原理

玻璃液体温度计的感温液装在一根下端带有感温泡的均匀毛细管中，感温液上方抽成真空或充以某种气体。其感温泡用于贮存感温液与感受温度。感温液一般有汞和液态有机物两大类。感温液不同测温范围也不同(如感温液为水银的称为水银温度计，测温范围 -30 ~ 300℃；感温液为酒精的称酒精温度计，测温范围 -65 ~ 165℃；感温液为甲苯的称甲苯温度计，测温范围 0 ~ 90℃)。为了防止温度过高时液体胀裂玻璃管，在毛细管顶部留有一膨胀室。由于液体的膨胀系数远大于玻璃的膨胀系数，毛细管又是均匀的，故温度的变化可反映在液柱长度的变化上。根据玻璃管外部的分度标尺，可直接读出被测液体的温度。

生活中常用的玻璃温度计是玻璃体温计，简称体温计，又称“医用温度计”。体温计又称“医用温度计”。体温计的感温物质是水银。它的玻璃泡容积比上面细管的容积大的多。在玻璃泡和直玻璃管之间特别设计很细的细管——缩口。测体温时，玻璃泡内的水银随着温度的升高，发生膨胀，通过细管挤到直管；当体温计离开人体时，水银变冷收缩，细管内的水银不能退回玻璃泡内，所以它表示的仍然是人体的温度。人体温度的变化一般在35℃到42℃之间，所以体温计的刻度通常是35℃到42℃，体温计可精确到1/10度。由于水银体温计汞为有毒元素，目前正在逐渐被电子体温计所替代，电子体温计有测温速度快、数字化、不易破碎、自动储存记录等优点，正在逐步走入大众百姓家中。

2. 水银玻璃温度计的校正

玻璃水银温度计是最常用的一种玻璃液体温度计。尽管水银膨胀系数小于其他感温液体，但它有许多优点，如易提纯、热导率大、膨胀均匀、不易氧化、不沾玻璃、不透明、便于读数等。普通水银温度计的测温范围为 -30 ~ 300℃。如果在水银柱上的空间充以一定的保护气体(常用氮、氩气、氢气，防止水银氧化和蒸发)，并采用石英玻璃管，可使测量上限达750℃。若在水银中加入8.5%的铊，可测到 -60℃的低温。

水银温度计分全浸式和局浸式两种。前者是将温度计全部浸入恒定温度的介质中与标准温度计比较来进行分度的，后者在分度时只浸到水银球上某一位置，其余部分暴露在规定温度的环境之中进行分度。如果全浸式作局浸式温度计使用、局浸式温度计使用时与制作时的露茎不同、温度计毛细管内径不均匀、感温泡受热后体积发生变化等都会使温度示值产生误差。因此，测温时对温度计的读数要作校正。

①零点校正(冰点校正)。玻璃是一种过冷液体，当温度计在高温使用时，体积膨胀，但冷却后玻璃结构仍冻结在高温状态，感温泡体积不能立即复原，因而导致零点的改变。检定零点的恒温槽称为冰点器。容器为真空杜瓦瓶，起绝热保温作用，在容器中盛以冰(纯净的冰)水(纯水)混合物。最简单的冰点仪是颈部接一橡皮管的漏斗。漏斗内盛有纯水制成的冰与少量纯水，冰要经粉碎、压紧，被纯水淹没，并从橡皮管放出多余的水。检定时，将事先预冷到 -3 ~ -2℃的待测温度计垂直插入冰中，使零线高出冰表面5mm，10min后开始读数，每隔1 ~ 2min读一次，直到温度计水银柱的可见移动停止为止。由三次顺序读数的相同数据得出零点校正值 $\pm \Delta t$。

②示值校正。水银温度计的刻度是按定点(水的冰点及正常沸点)将毛细管等分刻度的。由于毛细管内径、截面不可能绝对均匀及水银和玻璃膨胀系数的非线性关系，可能造成水银温度计的刻度与国际实用温标存在差异，所以必须进行示值校正。校正的方法是用一支同样量程的标准温度计与待校正温度计置于同一恒温槽中且在同一水平面上，槽温控制在被校温度上下不超0.1℃。待温度稳定10min后，记录两温度计的读数，得出相应的校正值(Δt_1)。调节恒温槽使处于

一系列恒定温度(5～6 个)，得出一系列相应的校正值，做出校正曲线，其余没有检定到的温度示值可由相邻两个检定点的校正值线性内插而得。也可以纯物质的熔点或沸点作为标准。

③露茎校正。利用全浸式水银温度计测定温度时，如其不能全部浸没在被测体系(介质)中，则因露出部分与被测体系温度不同，导致了水银和玻璃膨胀情况的不同，必然存在读数误差。测定温度在 100℃以下时误差不大，但在 200℃以上可达 2～5℃，在 250℃以上高达 3～10℃。因此，必须对露出部分引起的误差进行校正，即露茎校正。

3. 水银玻璃温度计的使用

①根据实验需要对温度计进行零点校正、示值校正及露茎校正。

②先将温度计冲洗干净，将温度计尽可能垂直浸在被测体系内(感温泡全部浸没)，禁止倒装或倾斜安装。

③水银温度计应安装在振动不大，不易碰到的地方，注意感温泡应离开容器壁一定距离。

④为防止水银在毛细管上附着，读数前应用手指轻轻弹动温度计。

⑤读数时视线应与水银柱凸面位于同一水平面上。

⑥防止骤冷骤热，以免引起温度计破裂和变形。防止强光、辐射和直接照射水银球。

⑦水银温度计是易碎玻璃仪器，且毛细管中的水银有毒，所以绝不允许充作搅拌、支柱等其他用途，要避免与硬物相碰。如温度计需插在塞孔中，孔的大小要合适，以防脱落或折断。

⑧温度计用完后，要冲洗干净，保存好。

二、接点温度计

1. 接点温度计的结构

接点温度计也是一种玻璃水银温度计，其构造与普通水银温度计不同。在毛细管水银上面悬有一根可上下移动的铂丝(触针)，并利用磁铁的旋转来调节触针的位置。另外，接点温度计上下两段均有刻度，上段由标铁(指示铁)指示温度，它焊接上一根铂丝，铂丝下段所指的位置与上段标铁所指的温度相同。它依靠顶端上部的一块磁铁来调节铂丝的上下位置。当旋转磁铁时，就带动内部螺旋杆转动，使标铁上下移动，下面水银槽和上面螺旋杆引出两根线作为导电与断电用。当恒温槽温度未达到上端标铁所指示的温度时，水银柱与触针不接触；当温度上升达到标铁所指示的温度时，铂丝与水银柱接触，并使两根导线导通。

2. 接点温度计使用方法

接点温度计是实验中使用最广泛的一种感温元件。它常和继电器、加热器组成一个完整的控温恒温系统。在这个系统中接点温度计的主要作用是探测恒温介质的温度，并能随时把温度信息送给继电器，从而控制加热开关的通断。它是恒温槽的感觉中枢，是提高恒温槽精度的关键所在。接点温度计的使用方法如下。

①将接点温度计垂直插入恒温槽中，并将两根导线接在继电器接线柱上。

②旋松接点温度计调节帽上的固定螺丝，旋转调节帽，将标铁调到稍低于欲恒定的温度。

③接通电源，恒温槽指示灯亮(表示开始加热)，打开搅拌器中速搅拌。当加热到水银与铂丝接触时，指示灯灭(表示停止加热)，此时读取(1/10)℃温度计上的读数。如低于欲恒定温度，则缓慢调节使标铁上升，直至达到欲定温度为止，然后固定调节螺帽。

使用注意事项：

①接点温度计只能作为温度的触感器，不能作为温度的指示器(因接点温度计的温度刻度很粗糙)，恒温槽的温度必须由(1/10)℃温度计指示。

②接点温度计不用时应将温度调至常温以上保管。

③避免骤冷骤热，以防破裂。

三、贝克曼温度计

1. 结构及特点

贝克曼温度计是水银温度计的一种，它的特点是：测温精度高；只能测量温度的变化，不能测定温度的真值；测温范围可以调节。这些特点是由其特殊结构所决定的。见图5-1。

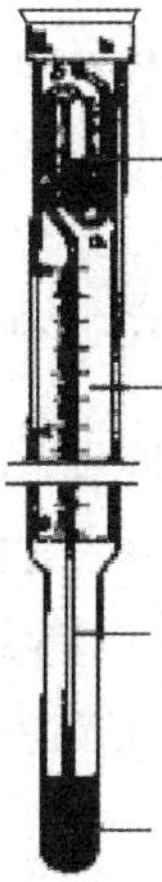

图5-1　贝克曼温度计

温度计上的标度通常只有5℃，每1℃长5cm，中间分成100等份，故可直接读出0.01℃，借助于放大镜，可估计到±0.002℃。在温度计上端有一U形水银储槽，通过毛细管与底部感温泡相连，借此可调节感温泡中的汞量。在水银储槽背后的温度标度表示了该温度计使用的温度范围(如-20～120℃)。虽然贝克曼温度计刻度范围只有5℃，但是通过调节感温泡中的汞量，却可以在使用的温度范围内精密地测出不超过5℃的温度变化值。因此，这种温度计广泛地应用于量热实验以及需要测量微小温差的场合(如溶液凝固点下降、沸点上升等)。

2. 感温泡中汞量的调节方法

首先将温度计倒持，使感温泡中的汞和水银储槽中的汞在毛细管接口处相接，然后利用汞的重力或热胀冷缩原理使汞从感温泡转移到水银储槽，或者从水银储槽转移到感温泡。水银储槽背后的小刻度板就是为了指示在不同温度下调节汞量而设置的。

例如，需要在20℃的介质中调节贝克曼温度计，使其汞柱处于主刻度板2~4。那么，只要先将温度计倒持，使感温泡中的汞与水银储槽中的汞相接，然后看水银储槽中的汞弯月面处于小刻度板何处，此时有两种情况。

第一种情况：汞的弯月面处于小刻度板上大于20℃处，即表示水银储槽中汞太多。这时可将温度计正立于冷水中，汞即从水银储槽缩回感温泡，待水银储槽中汞弯月面到小刻度板20℃处时，迅速将温度计取出，用手轻轻拍击金属帽(在标尺的侧面拍，汞柱即在毛细管接口处断开)。随后将温度计插入20℃的介质中，汞柱就可处在主刻度板2~4之间。

第二种情况：汞的弯月面处于小刻度板上小于20℃处，则需设法使汞从感温泡转移一部分到水银储槽中。为此可用手微温倒持的温度计感温泡，使汞转移向水银储槽，当到达小刻度板上20℃处，迅速将温度计正立，拍击金属帽使汞柱于毛细管接口处断开。

注意，以上两步操作，可能需进行多次，方能达到目的。此外，上下两刻度板虽然大小不同，但是每1℃所含的汞量是相同的。对测温的准确度要求较高时，应将贝克曼温度计的测量值进行平均分度值与毛细管直径的校正。

四、热电偶温度计

(1)热电偶温度计是由热电现象推算出热端温度。利用这种原理设计而成的温度计称为热电偶温度计。

(2)热电偶温度计的使用方法及注意事项。

①正确选择热电偶温度计。根据体系的具体情况来选择热电偶温度计。例如，易被还原的铂铑热电偶温度计，不应在还原气氛中使用；在测量温度高的体系时，不能使用低量程的热电偶温度计。

②使用热电偶温度计保护管。为了避免热电偶温度计遭受被测介质的侵蚀和便于安装，使用保护管是必要的。根据温度要求，可选用石英、刚玉、耐火陶瓷

作保护管。低于600℃可用硬质玻璃管。

③冷端要进行补偿。表明热电偶温度计的热电势与温度的关系的分度表，是在冷端温度保持0℃时得到的，因此在使用时最好能保持这种条件，即直接把热电偶温度计冷端，或用补偿导线把冷端延引出来，放在冰水浴中。

④温度的测量。要使热端温度与被测介质完全一致，首先要求有良好的热接触，使二者很快建立热平衡；其次要求热端不向介质以外传递热量，以免热端与介质永远达不到平衡而存在一定误差。

⑤热电偶温度计经过一段时间使用后可能有变质现象，故每一副热电偶温度计在实际使用前，都要进行校正，可用比较检定法，也可用已知熔点的物质进行校正，做出工作曲线。

五、饱和蒸气温度计

饱和蒸气温度计的测温参数是液体的饱和蒸气压，按饱和蒸气压与温度的单值函数关系即可确定温度值。它常用于测量低温系统的温度。它由三部分组成：储气小球、U形汞压力计、汞封U形管。当小球浸入被测低温系统时，小球内气体部分冷凝为液体，待达到气液两相平衡时，从汞压力计上读得的压力即为该温度下的饱和蒸气压。

由于汞柱高度总有一定限制，故测温范围也受到限制。

当汞压计高为1m时，若储气小球中充以氨气，则测温范围为 -80～-30℃；若充以氧气，则测温范围为 -180～210℃等。

制作此类温度计，除了要求所用气体与汞压计中的汞必须非常纯净外，汞压计左管上方还必须处于真空状态。为此，可在抽真空的条件下将汞压计向左倾斜，使部分汞移入上方小的U形管内形成汞封，随即再将U形管出口烧结。

实验室中常见的氧饱和蒸气温度计多用于测定液氮的温度。

第二节　温度的控制

在某些实验中不仅要测量温度，而且需要精确地控制温度。常用的控温装置是恒温槽，而在无控温装置的情况下，可以用相变点恒温介质浴来获得恒温条件。

一、相变点恒温介质浴

相变点恒温介质浴是利用物质在相变时温度恒定这一原理来达到恒温目的。常用的恒温介质有：液氮(－196℃)、干冰－丙酮(－78.5℃)、冰－水(0℃)、沸点丙酮(56.5℃)、沸点水(100℃)、沸点萘(218.0℃)、熔融态铅(327.5℃)等。

相变点恒温介质浴是一种最简单的恒温器。它的优点是控温稳定、操作方便。缺点是恒温温度不能随意调节，从而限制了使用范围。使用时必须始终保持相平衡状态，若其中一项消失，介质浴温度会发生变化，因此介质浴不能保持长时间温度恒定。

二、恒温槽及其使用

1. 恒温槽的组成

恒温槽由浴槽、加热器、搅拌器、接点温度计、继电器和温度计等部件组成。

①浴槽和恒温介质：通常选用10～20L的玻璃槽(市售超级恒温槽浴槽为金属筒，并用玻璃纤维保温)。恒温温度在100℃以下大多采用水浴。恒温在50℃以上的水浴面上可加一层石蜡油，超过100℃的恒温用甘油、液体石蜡等作恒温介质。

②温度计：通常用(1/10)℃的温度计测量恒温槽内的实际温度。

③加热器：常用的是电阻丝加热圈。为改善控温、恒温的灵敏度，组装的恒温槽可用调压变压器改变炉丝的加热功率。

④搅拌器：搅拌器的作用是强制介质内部上下左右及时充分热交换，即使介质各处温度均匀。

⑤接点温度计：又称水银定温计，它是恒温槽的感温元件，用于控制恒温槽所要求的温度。

⑥继电器：继电器与接点温度计、加热器配合作用，才能使恒温槽的温度得到控制，当恒温槽中的介质未达到所需要控制的温度时，插在恒温槽中的接点温度计水银柱与上铂丝是断离的，这一信息送给继电器，继电器打开加热器开关，此时继电器红灯亮，表示加热器正在加热，恒温槽中介质温度上升；当水温升到所需控制温度时，水银柱与上铂丝接触，这一信号送给继电器，它将加热器开关

关掉，此时继电器绿灯亮，表示停止加热。水温由于向周围散热而下降，从而接点温度计水银柱又与上铂丝断离，继电器又重复前一个动作，使加热器继续加热。如此反复进行，使恒温槽内水温自动控制在所需要温度范围内。

⑦恒温槽的灵敏度：恒温槽的控温有一个波动范围，反映恒温槽的灵敏程度，而且搅拌效果的优劣也会影响到槽内各处温度的均匀性，所以灵敏度就是衡量恒温槽好坏的主要标志。控制温度的波动范围越小，槽内各处温度越均匀，恒温槽的灵敏度就越高。它除了与感温元件、电子继电器有关外，还与搅拌器的效率、加热器的功率和各部件的布局情况有关。

不同类型的恒温槽，灵敏度不同。恒温槽中恒温介质的温度不是一个恒定值，只能恒定在某一温度范围内，所以恒温槽温度的正确表示应是一个恒定的温度范围，如 50℃ ±0.1℃。

2. 玻璃恒温槽使用方法

①将恒温槽的各部件安装好，连接好线路，加入纯水至离槽口 5cm 处。

②旋松接点温度计上部调节帽固定螺丝，旋转调节帽，使指示标铁上端调到低于所需恒温温度 1 ~ 2℃处，再旋紧固定螺丝。

③接通电源，打开搅拌器，调好适当的速度。

④接通加热器电源。先将加热电压调至 220V，待接近所需温度时（相差 0.5 ~ 1℃），降低加热电压（在 80 ~ 120V）。注意观察恒温槽的水温和继电器上红绿灯的变化情况，再仔细调节接点温度计（一般调节帽转一圈温度变化 0.2℃左右）使槽温逐渐升至所需温度。

⑤在恒温槽水温正好处于所需恒温温度时，若左右旋转接点温度计的调节帽，继电器上红绿灯就交替闪亮，在此位置上旋紧固定螺丝，实验结束之前不可再动。

思　考　题

常用的温度计有哪些？如何选择和使用？

自　测　题

一、单选题

1. 热电偶温度计是依据（　　）与温度的线性关系来测温的。

A. 温差电势　　　　B. 电动势

C. 接触电势　　　　D. 热端与冷端温差

2. 某体系的温度约为1500℃，欲测量该体系的温度，需选用(　　)。

A. 铂－铂铑热电偶温度计　　B. 镍铬－镍硅热电偶堆

C. 铜电阻温度计　　D. 以上三种温度计均可

3. 用热电偶温度计测温时，热电偶的冷端要求放置在(　　)。

A. 0℃

B. 一般室温范围

C. 任意温度都可

D. 只要温度恒定的任一方便的温度即可

4. 实验室里使用热电偶进行测温时，为保证温度测定的可靠性，措施之一是热电偶的冷端应置于(　　)。

A. 阴凉干燥处　　B. 水浴中

C. 装满冰块的杜瓦瓶中　　D. 冰和水共存的杜瓦瓶中

5. 用凝固点降低法测定稀溶液溶质的摩尔质量时，选用的温度计是(　　)。

A. 贝克曼温度计　　B. 普通水银温度计

C. 水银接触温度计　　D. 热电偶温度计

6. 仅仅为了测定恒温槽的灵敏度，哪两种温度计是不可缺少的？(　　)

A. 贝克曼温度计与水银接触温度计

B. 贝克曼温度计和普通水银温度计

C. 水银接触温度计和普通水银温度计

D. 热电偶温度计和普通水银计

7. 恒温槽中的水银接触温度计的作用是(　　)。

A. 既作测温使用，又作控温使用　　B. 只能用于测温

C. 只能用于控温　　D. 控制搅拌器马达的功率

8. 下列温度最接近事实的是(　　)。

A. 健康成年人的体温38℃　　B. 我国江南地区冬季最低气温－15℃

C. 适宜人洗澡的水温42℃　　D. 让人感觉温暖舒适的室温15℃

9. 某人取一支示数为39℃的体温计，直接用来测量自己的体温，若他体温是37℃，则测出的温度为(　　)。

A. 37℃　　B. 39℃

C. 38℃　　D. 以上三种温度都有可能

10. 有一支刻度均匀，但实际测量不准确的温度计，把它放在冰水混合物中，示数是10℃，把它放在一个标准大气压下的沸水中，示数是90℃若一杯热

水的实际温度为60℃，则用该温度计测出的示数为(　　)。

A. 62.5℃　　B. 58℃　　C. 60℃　　D. 无法确定

二、判断题

1. 为测定物质的熔点温度在600～1000℃间的高温，可用水银温度计。(　　)

2. 水银接触温度计是用于控制系统的温度。(　　)

3. 普通恒温槽的六个组成部分包括恒温槽由浴槽、加热器、搅拌器、接点温度计、继电器和温度计。(　　)

4. 给体温计消毒的正确方法是用开水煮。(　　)

5. 温度计不能测量超过它最高温度的温度，但能测量低于它最低温度的温度。(　　)

第六章　化学基本分离技术

通常情况下，通过制备或从天然产品中提取等方法所得到的物质往往是混合物，需要用分离、提纯的方法来获得纯净物。常用的分离、提纯技术有固液分离、结晶和重结晶、蒸馏和分馏、萃取、离子交换、色谱分离、膜分离及生化分离等。根据分离、提纯的对象，选择合适的分离、提纯的方法，可达到较好的分离、提纯的效果。

第一节　固液分离技术

固液分离技术可用于分离溶液和结晶(沉淀)。常用的固液分离方法有倾析法、离心分离法和过滤法。

一、倾析法

1. 倾析法装置

倾析法适用于相对密度较大或晶体颗粒较大，静置后能较快沉降的沉淀的分离和洗涤。倾析法装置如图 6-1 所示。

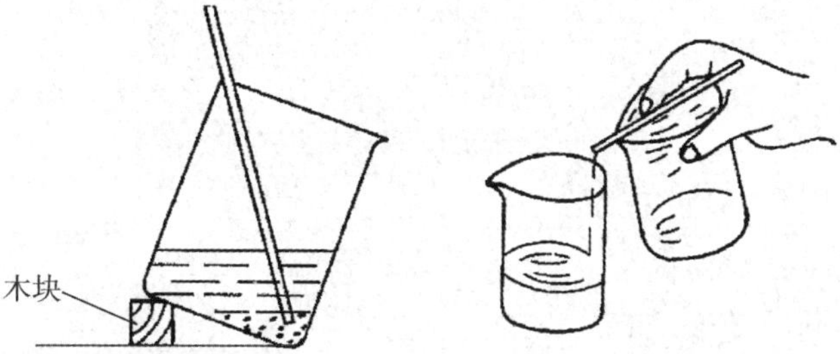

（a）烧杯的放置　　（b）倾析分离

图 6-1　倾析法装置

2. 倾析法操作

在烧杯底下放一木块，将带有沉淀和溶液的烧杯倾斜静置，待沉淀沉降后，将玻璃棒横放在烧杯嘴上，玻璃棒伸出烧杯嘴 2～3cm，将上层清液沿玻璃棒缓慢倾入另一容器，使沉淀留在烧杯中。如沉淀需要洗涤，则向沉淀中加入少量蒸馏水(或其他洗涤液)，用玻璃棒充分搅拌、静置、沉降，倾去上层清液，用同样方法重复洗涤沉淀三次即可。

二、离心分离法

1. 离心分离法

离心分离法是利用离心力使溶液中的悬浮微粒快速沉淀而分离的方法，适用于溶液和沉淀量很少的沉淀的分离。

2. 离心分离仪器

离心分离仪器包括离心分离法中使用的离心机和离心管。离心机按其转速的不同分为低速离心机、高速离心机和超高速离心机，代号分别为 D、G、C。低速离心机的转速≤10000r/min，高速离心机转速为 10000～30000r/min，超高速离心机转速可达 80000r/min，化学实验室常用低速离心机。按结构的不同可分为台式离心机(代号 T)和落地式离心机。按调速方式又可分为逐挡调速离心机和无级调速离心机。

3. 离心分离操作方法

将盛有待分离的沉淀和溶液的离心管或小试管放入离心机的试管套内，并在其对面的试管套内放一盛有相等体积蒸馏水的离心管，以保持平衡。缓慢启动离心机，逐渐加速，1～2min 后旋转按钮至停止位置，使离心机自然停止转动。在离心作用下，沉淀移向离心管底部，上层为清液。注意：在任何情况下，都不能猛力启动离心机，或用手按住离心机的轴，强制使其停止转动，以免损坏离心机或发生危险。沉淀离心沉降后，用小滴管尖端插入离心管的液面下，小心吸出上层清液。随着清液量的减少，将滴管尖端下移，尽量使清液吸尽，但管尖不得接触沉淀。若沉淀需要洗涤，可加入数滴洗涤液，用玻璃棒搅拌后，离心沉降，再用滴管吸出上层清液，如此反复 2～3 次操作即可。

三、过滤法

过滤法是最常用的分离沉淀和溶液的方法。过滤时，沉淀留在过滤器的滤纸或滤板上，溶液则通过滤纸或滤板流入接收容器内，所得溶液称为滤液。溶液的温度、黏度、过滤时的压力、滤器孔隙的大小和沉淀的性质等，都会影响过滤的速度。因此，应选择合适的滤器、滤纸或滤板及过滤方法。

实验室常用的过滤器有漏斗(要配有滤纸或滤膜)、玻璃砂芯滤器等。过滤装置的性能取决于滤纸或玻璃砂芯(即滤板)孔径的大小、所含杂质的多少以及耐受强度等。

可根据过滤的目的要求选择滤器的种类，视沉淀的晶型选择滤纸和玻璃砂芯滤器的规格，其选择方法如下。

①需高温灼烧的沉淀，必须用滤纸过滤。不需高温灼烧的沉淀，可用玻璃砂芯滤器过滤。

②根据沉淀颗粒的大小选择适当规格的滤纸、滤膜及滤板。以沉淀不透滤为原则，尽可能选择滤速较快的滤纸、滤膜和玻璃砂芯滤器。

③中性、弱酸性、弱碱性沉淀，可用滤纸过滤。

④强酸(除氢氟酸外)、强氧化性沉淀，可用玻璃砂芯滤器过滤，但强碱性溶液不能用玻璃砂芯滤器过滤。

⑤沉淀颗粒极细甚至是胶状物，可用离心分离法分离。

常用的过滤方法有常压过滤、减压过滤和热过滤等。

1. 常压过滤

(1)常压过滤器具。

常压过滤是最简单的过滤方法，使用的器具是滤纸和玻璃漏斗。

①滤纸。称量分析中需用定量滤纸(无灰滤纸)过滤分离沉淀，定量滤纸用盐酸和氢氟酸处理过，大部分杂质已被除去，每张滤纸灼烧后的灰分不超过0.1mg，其质量可忽略不计。

定量滤纸常制成圆形，直径有7cm、9cm、11cm等，应根据沉淀量的多少合理选用。一般要求沉淀的量不超过滤纸圆锥体高度的一半，否则不易洗涤。

应根据沉淀的性质选择滤纸孔径的大小，沉淀越细，所用滤纸应越致密。过滤无定形沉淀，如$Fe(OH)_3$等，应选用质松孔大的快速滤纸；过滤粗晶沉淀，如$MgNH_4PO_4$等，应用较致密的中速滤纸；过滤细晶沉淀，如$BaSO_4$等，应选用紧密的慢速滤纸。

②漏斗。定量分析使用的是长颈漏斗，其锥体角度为60°，颈的直径通常为3~5mm(若太粗则不易留住水柱)，颈长为15~20cm，出口处磨成45°。

③滤纸的折叠。一般用四折法折叠滤纸，如图6-2所示，一半边是三层，

另一半边是一层，在三层的一边撕去一个小角，使其与漏斗更好地贴合，然后把圆锥形滤纸放入干漏斗中，三层的一面应放在漏斗颈末端短的一边，使滤纸与漏斗壁靠紧。

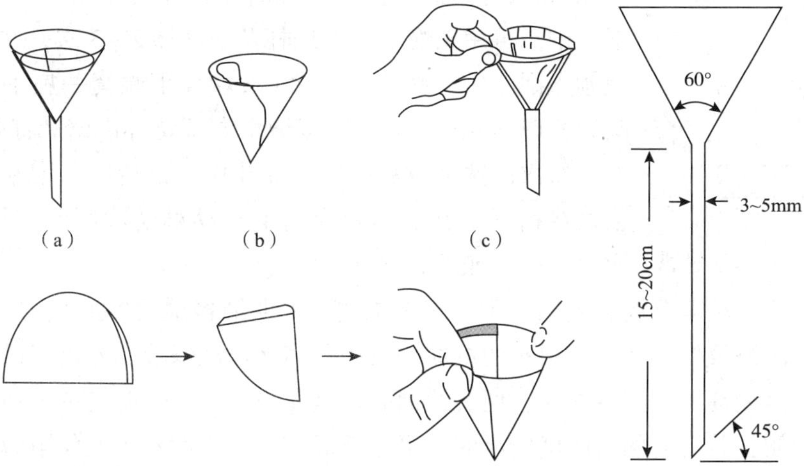

图 6-2 滤纸的折叠与安放

④水柱的形成。将叠好的滤纸放入漏斗中，滤纸的大小应与漏斗的大小相适合，一般滤纸边缘应低于漏斗边缘 0.5～1.0cm。先用左手食指将滤纸三层的一边按紧，右手持洗瓶用少量蒸馏水将滤纸润湿，然后用手指或玻璃棒轻轻地按压滤纸边缘，使滤纸锥体上部与漏斗之间没有空隙(注意：三层与一层接界处要与漏斗密合)，而滤纸锥体下端与漏斗之间应留有缝隙。安放好后，再加水至滤纸上边缘，此时滤纸锥形下部与漏斗颈内部之间的空隙和漏斗颈内应全部被水充满，当漏斗中水流尽后，漏斗颈内仍能保留水柱而无气泡。

(2)常压过滤操作。

①仪器的安装。将准备好的漏斗放在漏斗架上，漏斗下面放一接收滤液的干净烧杯，并使漏斗末端长的一边紧靠烧杯内壁，使过滤时滤液沿烧杯壁留下，而不溅出。

②倾泻过滤。过滤时为避免沉淀堵塞滤纸空隙而影响过滤速度，采用倾泻法过滤。沉淀静置下沉后，先将沉淀上层清液沿玻璃棒倾入漏斗中(图 6-3)，玻璃棒下端应对着三层滤纸的一边，倾入漏斗中的溶液应低于滤纸 0.5～1cm，切勿超过滤纸边缘。

③沉淀的洗涤及转移。留在烧杯中的沉淀应先在烧杯中洗涤，即在盛有沉淀

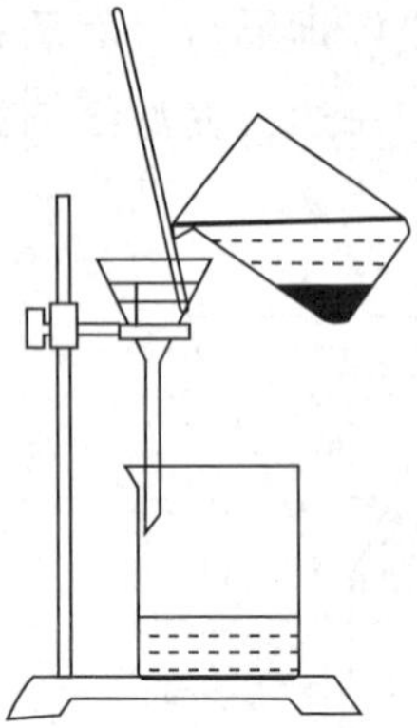

图6-3　倾泻法过滤

的烧杯中，用洗瓶沿内壁加入少量蒸馏水，用玻璃棒充分搅拌，待沉淀沉降后，用倾泻法过滤。一般在烧杯中洗涤4~5次，每次要尽可能把清液倾尽。在烧杯中做最后一次洗涤时，用蒸馏水将沉淀搅混，把沉淀连同溶液一起倾入漏斗中。再用蒸馏水洗涤烧杯及玻璃棒2~3次，并将洗涤液倾入漏斗中。然后用淀帚（玻璃棒下端套一扁平的橡皮头）擦拭烧杯内壁，再用蒸馏水淋洗烧杯内壁和淀帚2~3次，每次的洗涤液都要倾入漏斗中。最后用蒸馏水沿滤纸上边缘稍下一点呈螺旋形向下移动淋洗滤纸和沉淀2~3次，其操作如图6-4所示。

倾泻法易洗净沉淀且省时，但洗涤时要遵循“少量多次”的原则，这样可取得良好的洗涤效果。溶解度很小的沉淀一般用蒸馏水作洗涤液；若沉淀的溶解度较大，用沉淀剂的稀溶液洗涤，但沉淀剂必须是在烧干或灼烧时易挥发或易分解除去的物质；若沉淀的溶解度较小而又可分散成胶体，应用易挥发的电解质溶液作洗涤液；对于某些易水解的沉淀，可用有机溶剂作为洗涤液。

④检验。洗涤完毕后要用灵敏反应检验洗涤效果。例如洗涤液 Cl^- 的检验，常用 $AgNO_3$ 和 HNO_3 溶液检查，若无白色的 AgCl 沉淀生成，说明沉淀已被洗净。

⑤注意事项。

a. 形成水柱时，滤纸与漏斗之间不能有气泡。

b. 沉淀的过滤和洗涤过程中，要细心认真，防止溶液的溅失等。

c. 过滤过程中，液面不应过高，否则沉淀会越过滤纸，造成损失。

d. 过滤过程中，漏斗颈末端不能与收集的滤液的液面接触。

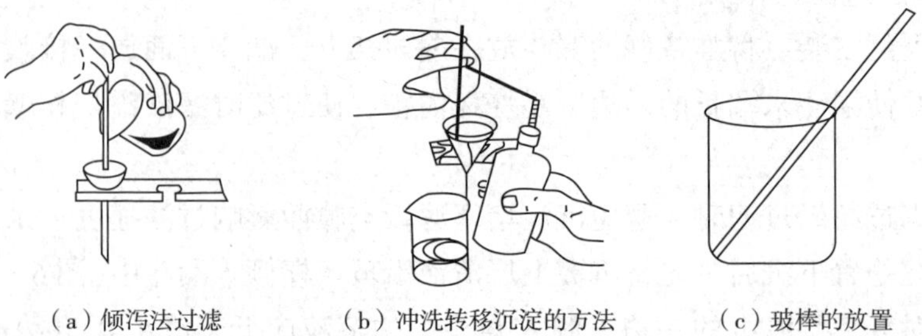

（a）倾泻法过滤　（b）冲洗转移沉淀的方法　（c）玻棒的放置

图6-4　沉淀的转移和洗涤

2. 减压过滤

(1)减压过滤装置。减压过滤又称吸滤或抽滤。为使结晶和母液迅速有效地分离，常用抽气方法减压过滤。优点是过滤和洗涤的速度快，母液与沉淀分离较完全，沉淀易于干燥，适用于大量溶液与沉淀的分离，但不宜过滤颗粒太小的沉淀和胶体沉淀(因颗粒太小的沉淀易堵塞滤纸或滤板孔，而胶体沉淀易透滤)。减压过滤装置如图 6-5 所示，主要由抽滤瓶、布氏漏斗(配有滤纸)或玻璃砂芯滤器、安全瓶、真空抽气泵组成。

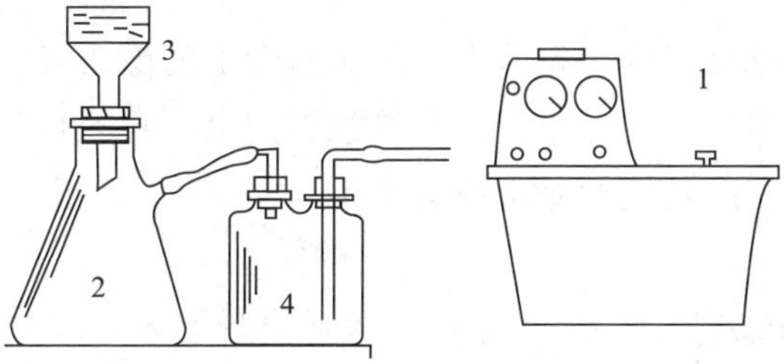

图 6-5　减压过滤装置

1—真空抽气泵；2—抽滤瓶；3—布氏漏斗；4—安全瓶

①布氏漏斗或玻璃砂芯滤器。抽滤常用瓷质的布氏漏斗，底部有许多小孔，上面铺一直径略小于漏斗内径的滤纸，以能紧贴于漏斗底部恰好盖住所有滤孔为宜，否则易造成缝隙使结晶漏入滤液。定量分析中抽滤常用玻璃砂芯滤器。玻璃砂芯滤器通常有两种：玻璃砂芯坩埚和玻璃砂芯漏斗。

②抽滤瓶：具有侧管的厚壁锥形瓶，用于接受滤液。抽滤瓶的侧管用橡皮管和安全瓶相连，布氏漏斗或微孔玻璃漏斗下端斜口应正对抽滤瓶的侧管，以免滤液被吸进侧管。

③安全瓶：是上端带有两磨口的玻璃瓶或塑料瓶。一端与抽滤瓶的支管相连，另一端与水压真空抽气泵相连。其作用是防止水泵中的水倒流入抽滤瓶而玷污滤液。

④水压真空抽气泵或油泵：其支管与安全瓶相连，上端与阀门相连。它的作用是带出空气，使抽滤瓶内的压力降低，产生负压，加快过滤和洗涤的速度。

(2)减压过滤操作。

①安装减压过滤装置检查其气密性。

②贴好滤纸：采用布氏漏斗过滤时，取一大小合适的滤纸放入漏斗中，用少量蒸馏水润湿滤纸，微开阀门，使滤纸紧贴漏斗的瓷板上，玻璃砂芯滤器可直接

使用，然后开始过滤。

③沉淀的过滤：过滤时应采用倾泻法，先将上层清液沿玻璃棒倒入漏斗中，注意倾入漏斗中的溶液不应超过漏斗容量的2/3，待溶液过滤完后，再将沉淀移入滤纸或滤板的中间部分，并铺平。

④沉淀的洗涤：在布氏漏斗或玻璃砂芯滤器上，用少量洗涤液洗涤沉淀，以除去附着于结晶表面的母液。洗涤时，先拔去抽滤瓶上橡皮管，再关闭阀门暂停抽气。然后加入少量洗涤液，使沉淀均匀浸透，再抽滤至比较干燥。如此重复洗涤2～3次即可。

⑤取下沉淀：过滤完毕，先取下抽滤瓶支管上的橡皮管，再关闭水泵，取下布氏漏斗或玻璃砂芯滤器。将布氏漏斗的颈口向上，轻轻敲打漏斗边缘，使沉淀脱离漏斗，倒入预先准备好的滤纸或容器中。

⑥注意事项。

a. 过滤时，抽滤瓶内的滤液面不能达到支管的水平位置，否则，滤液将被水泵抽出。因此，当滤液快上升到抽滤瓶的支管处时，应拔去抽滤瓶支管上的橡皮管，取下过滤器。从抽滤瓶口倒出滤液后，再继续抽滤。必须注意，从抽滤瓶的上口倒出滤液时，抽滤瓶的支管必须向上，不要从侧面的支管倒出，以免带进杂质。

b. 在抽滤过程中，不能突然关闭水泵。如欲取出滤液或需停止抽滤，应先将抽滤瓶支管上的橡皮管取下，再关闭水泵，以防倒吸。

c. 为了尽快抽干布氏漏斗上的沉淀，最后可用一个干净平顶试剂瓶盖挤压沉淀。应选择管壁较厚的橡皮管连接抽滤瓶、安全瓶和水泵，以防连接管被大气压扁而影响抽气。

d. 若滤液具有强酸性或强氧化性，为避免溶液与滤纸作用，应采用玻璃砂芯滤器，但砂芯漏斗不能用于强碱性溶液的过滤。

3. 热过滤

(1)热过滤装置。

为除去热溶液中的不溶性杂质，而又避免溶解物质在过滤过程中因冷却而结晶，必须采用热过滤。热过滤一般在热水漏斗中进行。

①热水漏斗：把玻璃漏斗装入一个特制的金属套中，套内约盛放2/3的水，然后在侧管处加热至所需温度。

②滤纸：为尽量利用滤纸的有效面积以加快过滤速度，过滤热饱和溶液时常用菊花形折叠滤纸，其折叠方法见图6-6。

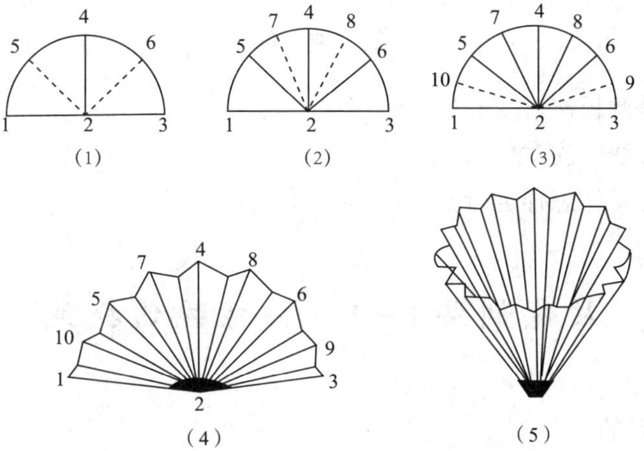

图6-6　菊花形折叠滤纸

菊花形滤纸的折叠方法是，将圆形滤纸对折成半圆形，将对折后的双层半圆形滤纸，向同一方向等分成8份。再将所分8等份按与上述折痕相反的方向对折成16等份，即得一扇形。注意折线集中的圆心外折时，切勿手压，以免磨损。展开后，在原扇形两端各有一个折面，将此两折面向内方向对折，即得菊花形折叠滤纸。

(2)热过滤操作。

①安装仪器。把热水漏斗固定在铁架台上，放入一短颈漏斗。为避免过滤操作中晶体在漏斗颈部析出而造成阻塞，过滤前将短颈漏斗在烘箱内预热。

②漏斗的准备。在热水漏斗中加入热水，加热，放入预先叠好的滤纸，滤纸向外突出的棱边紧贴漏斗的内壁。用少量的热水润湿滤纸，以免干滤纸吸收溶液的溶剂，使结晶析出，堵塞滤纸孔。

③过滤。把热溶液加入热水漏斗中进行过滤，过滤过程中，热水漏斗和尚未过滤的溶液应分别保持小火加热，以防冷却析出结晶妨碍过滤。滤毕，用少量(1～2mL)热蒸馏水洗涤沉淀一次。

④注意事项。

a. 承接滤液的烧杯或锥形瓶的内壁紧贴漏斗颈末端处，过滤过程中漏斗颈末端不应与液面接触。

b. 过滤时，滤纸上若有少量的结晶析出，若结晶在热溶剂中的溶解度很大，可用热溶剂冲洗下去。若结晶较多，则必须用刮刀刮回原来的瓶中，再加适量溶剂溶解并过滤。

c. 热过滤中若遇到易燃的溶剂，一定要熄灭火焰后再过滤。

思 考 题

(1)什么是倾析法过滤?

(2)减压过滤应注意什么?

(3)热过滤操作怎样进行?

技能训练 6-1 柠檬酸的提纯

一、训练目的

(1)了解柠檬酸的提纯方法。

(2)巩固沉淀、过滤、蒸发、结晶等操作方法。

(3)了解活性炭、沸石的用途。

二、仪器与试剂

托盘天平、烧杯、漏斗、漏斗架、布氏漏斗、磁力搅拌器、滤纸、玻璃漏斗、蒸发皿、石棉网、玻璃棒、量筒(杯)、酒精灯(或电炉)。

粗柠檬酸、活性炭、沸石。

三、操作步骤

(1)称取 25.0g 粗柠檬酸于 100mL 烧杯中，加入 30mL 去离子水。

(2)将烧杯放在磁力搅拌器的磁盘上，放入搅拌磁子，开启磁力搅拌器电源，将磁搅拌器调至适当转速，搅拌至柠檬酸全部溶解。

(3)取出搅拌磁子，称取约 1.5g 活性炭，放入烧杯中，加热至微沸并保持 5min，冷却后用玻璃漏斗、滤纸、漏斗架组成的常压过滤装置，以倾注法进行过滤。

注意：活性炭不可在溶液沸腾时加入，否则会引起暴沸。

(4)将滤液转入蒸发皿中，加几粒沸石(防止溶液喷溅)，把蒸发皿放在石棉网上用小火蒸发浓缩，待浓缩液的体积为 10mL 左右时，停止加热，让其自然冷却结晶。

(5)待结晶完全析出后，可将晶体转入准备好的布氏漏斗中进行抽滤，抽滤后结晶转入已知质量的表面皿上。

(6)将装有柠檬酸的表面皿放入真空干燥箱于 40℃ 以下干燥 20min。解除真空，取出放入干燥器中冷至室温，然后称重计算产率。

思　考　题

(1)在蒸发浓缩时，是否可将柠檬酸溶液直接蒸干？
(2)提纯柠檬酸时，为什么不制成饱和溶液？
(3)活性炭应在何时加入？
(4)沸石的作用是什么？

第二节　结晶和重结晶技术

一、蒸发

蒸发是溶剂在溶液表面发生汽化的现象。通过加热使溶液中一部分溶剂汽化，可以提高溶液中非挥发性组分的浓度或使其从溶液中析出。实验中应根据溶质的热稳定性和溶剂的性质来选择不同的蒸发方式。蒸发可在常压或减压下进行。

1. 常压蒸发

常压蒸发装置简单，操作容易，一般是在蒸发皿中进行，表面积大，蒸发快，但溶液量不能多于蒸发皿高度的2/3，以防溅出。然后放在水浴上进行蒸发。对很稀的热稳定性较好的溶质的溶液，可先在石棉网或泥三角上用电炉以明火加热蒸发(有机溶剂的蒸发不能使用明火)，待浓缩到一定程度后，再放在水浴上加热蒸发。

2. 减压蒸发(真空蒸发)

若被浓缩溶液的溶质在100℃左右不稳定或被蒸发的溶剂为有机试剂，量大且有毒时，可采用减压蒸馏方式进行浓缩。用水泵或油泵抽出溶液表面的蒸气。

用旋转蒸发器(薄膜蒸发器)进行蒸发浓缩，快速而方便，液体受热均匀，常用于浓缩、干燥及回收溶剂。烧瓶在减压下一边旋转，一边受热。溶液在烧瓶内壁呈液膜状态，因而具有蒸发面积大、蒸发效率高及不会产生暴沸的特点。

二、结晶

1. 结晶概念

当溶液蒸发到一定程度冷却后有晶体析出，物质从溶液中以晶体形式析出的过程称为结晶。结晶是提纯固态物质的一种重要方法。通常晶体也被称为结晶。

析出晶体颗粒的大小与外界环境条件有关，若溶液浓度较高，溶质的溶解度较小，快速冷却并加以搅拌(或用玻棒摩擦容器壁)，都有利于析出细小晶体；若让溶液慢慢冷却或静置有利于生成大晶体，特别是加入小颗粒晶体(晶种)时更是如此。从纯度看，快速生成小晶体时由于不易裹入母液及别的杂质而纯度较高，缓慢生长的大晶体纯度较低，但晶体太小或大小不均匀时，会形成稠厚的糊状物携带过多的母液，导致难以洗涤，反而影响纯度。因此，晶体颗粒的大小要适中、均匀，才有利于得到高纯度的晶体。

2. 结晶方法

一种方法是通过蒸发，减少溶剂，使溶液达到过饱和而析出结晶，这种方法适用于溶解度随温度变化不大，即溶解度曲线比较平坦的物质，如 NaCl、KCl 等。通常需要在晶体析出后继续蒸发至母液呈稀粥状后再冷却，才能获得较多的晶体。

另一种方法是通过冷却降温，使溶液达到过饱和而析出结晶，这种方法主要用于溶解度随温度降低而显著减小，即溶解度曲线很陡的物质，如 KNO_3、$NaNO_3$、NH_4NO_3 等多数无机物属此类。实验中，常将这类物质的溶液加热至饱和后再冷却。如果溶液中同时含有几种物质，则可以利用同一温度下，不同物质溶解度的明显差异，通过分步结晶将其分离，NaCl 和 KNO_3 的分离就是一例。

三、重结晶

为了得到纯度较高的晶体，可采用重结晶操作。

1. 重结晶概念

结晶后得到的晶体纯度达不到要求时，加入少量的溶剂溶解晶体，然后再蒸发、结晶、分离的操作过程称为重结晶。根据需要有时需要多次结晶，重结晶是结晶提纯的重要方法。

由于产品和杂质在溶剂中的溶解度不同，所以可选择合适的温度，通过溶解、过滤将杂质除去，从而达到分离提纯的目的。原料中的杂质含量过高时，可采用萃取、蒸馏等手段初步纯化后，再进行重结晶提纯。

2. 溶剂的选择

重结晶操作中溶剂的选择非常重要，只有被提纯的物质在所选的溶剂中具有高的溶解度和温度系数，才能使损失减少到最低。同时所选用的溶剂对于杂质而言，或者是不溶解的，可通过热过滤而除去，或者是很易溶解的，溶液冷却时，杂质保留在母液中。重结晶操作中的溶剂可以是单一溶剂，也可以是混合溶剂。

(1)单一溶剂的选择。单一溶剂的选择应遵循相似相溶原理。单一溶剂必须具备的条件是不与被提纯的物质发生化学反应；使待提纯化合物的溶解度在温度变化时有明显的差异，杂质的溶解度非常大或非常小，可使杂质留在母液中或沉降下来，不随被提纯物析出；溶剂应易挥发，但其沸点不宜过低或过高。溶剂沸点过低，使溶解度改变不大，不易操作；沸点过高则晶体表面的溶剂不易除去。尽量选择价格低、毒性小、易回收、操作安全的溶剂。

选择方法是：取约0.1g待重结晶的样品于试管中，逐滴加入约1mL的待定溶剂，边滴加边振荡，注意观察是否溶解，若完全溶解或加热至沸腾完全溶解，冷却后析出大量结晶，说明这种溶剂可作为该样品的重结晶溶剂；若冷却后无结晶析出，说明该溶剂不能作为重结晶的溶剂；若加热至沸腾，样品不能完全溶解于1mL溶剂中，可逐滴补加一些溶剂，每次约加0.5mL，添加总量不得超过4mL，并加热至沸腾，如样品能够在1~4mL溶剂中溶解，冷至室温后能析出大量结晶，说明此溶剂可作为该样品的重结晶溶剂；若物质能溶于4mL以内热溶液中，但冷却后仍无结晶析出，可用玻璃棒摩擦试管内壁或用冷水冷却，以促使结晶析出，若结晶仍不能析出，则说明此溶剂不能用于该样品的重结晶。

在实际操作中，需要对数种溶剂进行逐一实验，选出较为理想的重结晶溶剂。在较为理想的几种溶剂中，还应考虑回收率的高低来确定最好的溶剂。

(2)混合溶剂的选择。混合溶剂是由两种能互溶的溶剂(如水-乙醇、乙醇-乙醚等)按一定比例配制而成的。重结晶组分易溶于其中一种溶剂(良溶剂)而难溶于另一种溶剂(不良溶剂)。

选择方法是：将待纯化的产物溶于接近沸点的良溶剂中，滤去不溶物并用活性炭对有色溶液进行脱色，然后趁热滴加不良溶剂，直至溶液出现浑浊时，再滴加良溶剂或稍加热，使沉淀恰好溶解，放置冷却，使结晶从溶液中全部析出。若析出油状物，往往是由于溶剂选择不当或溶剂的配比不合适而引起的。应通过实验，找出最佳的溶剂配比，也可预先按一定配比，将两种溶剂混合后进行重结晶。

3. 重结晶操作

(1)溶液的制备。将选定好的稍少于理论计算量的溶剂放入烧杯或锥形瓶中(易挥发、毒性大的溶剂可使用圆底烧瓶，采用回馏方式，避免溶剂的挥发)，加入称量好的样品，加热煮沸(根据溶剂的沸点和易燃性，选择合适的热浴)，继续滴加溶剂，观察样品的溶解情况，溶剂的加入量应刚好使样品全部溶解，记录溶剂用量，再过量15% ~20%。溶剂过量太多，会造成溶液中溶质的损失；溶剂过量太少，由于热过滤时溶剂的挥发、温度的下降，易形成过饱和溶液，使晶体在滤纸上析出而影响产品收率。

(2)脱色。如样品溶解后的溶液带色，可在溶液稍冷后，加入约为粗产品量的1% ~5%的活性炭(不可在沸腾时加入，以免暴沸)。活性炭加入量不可太多，以免产品被活性炭吸附而影响收率。搅拌，使活性炭均匀地分布在溶液中。加热至微沸，并保持5 ~10min 即可。趁热过滤除去活性炭。活性炭在水溶液和极性有机溶剂中脱色效果较好，但在非极性溶剂中脱色效果较差。

(3)热过滤。若样品澄清、透明，则不需热过滤。样品溶解后，若仍有少量的固体杂质，需用热过滤除去。热过滤的操作要快，以免液体或过滤仪器冷却使晶体过早地析出。若在滤器上出现晶体，可用少量热溶液洗涤或重新加热溶解后，再进行热过滤。重结晶时可用常压热过滤或减压热过滤。常压热过滤简便，靠重力过滤，因而速度较慢，最好使用保温漏斗，并采用折叠滤纸。减压过滤速度快，缺点是会使低沸点溶剂蒸发，导致溶液浓度变大，晶体析出早。不论使用哪种热过滤方式，都要将滤器在烘箱中烘热，并注意在过滤过程中保温。

(4)冷却。为得到较好的结晶，过滤后的溶液应静置，自然冷却，使晶体析出。注意冷却过程中不要振摇滤液，不能快速冷却，否则得到的结晶颗粒很细，晶体表面容易吸附更多的杂质，难以洗涤。滤液冷却后，晶体仍未析出时，用玻璃棒摩擦器壁，诱发结晶。也可加入该化合物的结晶作为晶种以促使晶体的析出。结晶过程中有油状物析出的结晶出现时，因其含杂质较多，可补加少量溶剂并加热，使其全部溶解后再缓慢冷却。或在发现油状物出现的迹象时，剧烈搅拌，使油状物在均匀分散的条件下固化。当然，最好是最初就选对合适的溶剂并掌握好溶剂用量，避免出现油状物，以便得到纯净的结晶。

(5)抽滤。通过减压过滤，将固体和液体分离，选择合适的洗涤剂洗去杂质和溶剂，再经干燥，即得重结晶晶体。

将容器中的母液和晶体转移到布氏漏斗中，残留在容器中的晶体应使用母液淋洗到漏斗内，不应使用溶剂清洗，以免导致晶体溶解而损失。用洁净的玻璃塞将晶体压实，尽量抽干母液。为了除掉结晶表面的母液，还可用玻璃棒松动晶体，用冷的溶剂润湿结晶，再将溶剂抽干，反复2 ~3 次，然后将晶体转移到表面皿上。为了将溶剂去除干净，保证产品的纯度，需要将晶体进行干燥。根据晶体的性质，采用不同的干燥方法。溶剂沸点较低时，可在室温下自然晾干；若溶剂的沸点较高，可用红外线快速干燥；对于易吸水的产品应采用真空恒温干燥。

思　考　题

(1)简述结晶、重结晶的目的。

(2)如何加速结晶的形成?

(3)怎样选择重结晶的溶剂?

(4)使用有毒或易燃的溶剂时，应注意什么?

(5)如何证实重结晶后的晶体是纯净的?

(6)如何控制重结晶溶剂的用量?为什么?

技能训练 6-2　苯甲酸的重结晶

一、训练目的

(1)熟悉结晶、重结晶的基本原理。

(2)掌握结晶、重结晶的操作方法，能正确安装和使用加热装置、减压抽滤装置。

二、仪器与试剂

玻璃漏斗(或热水漏斗)、抽滤装置、烧杯、锥形瓶、表面皿、玻璃棒、量筒、滤纸。

苯甲酸(粗品)、活性炭。

三、操作步骤

1. 准备工作

①将三脚架放在实验台上，上面放一块石棉网，石棉网下放一酒精灯。

②安装减压抽滤装置(也可用热过滤装置)，叠好滤纸，将短颈漏斗放入烘箱内(80℃)预热。

2. 制备热溶液

称取 3g 粗苯甲酸，放入 150mL 烧杯中，加入 80mL 蒸馏水和 2 粒沸石，盖上表面皿，在石棉网上加热至沸腾，并用玻璃棒不断搅拌，使固体溶解。若尚有未溶解的固体，可补加少量水(但应注意分辨未溶物是否是不溶的固体或杂质)，溶剂过量 2% ~5%，记录所用溶剂的体积。

3. 脱色

待溶液稍冷，加入预先计算并称量好的活性炭，搅拌均匀，盖上表面皿，继续加热微沸 5 ~10min。

4. 热过滤

把折叠好的滤纸放入预热过的漏斗中，将热溶液分几次倾入漏斗过滤。在过滤过程中，未倒入漏斗的溶液可用小火加热，以免溶液冷却。溶液过滤结束后，用少量的水洗涤漏斗和烧杯。

5. 结晶的析出、抽滤、干燥

①将滤液在室温下放置，自然冷却。

②结晶完全析出后，减压抽滤，使结晶与母液分离。用玻璃瓶塞将晶体压实，尽量抽干母液。然后拔掉吸滤瓶支管上的橡胶管，关闭水泵。用小铲或玻璃棒将晶体松动(注意不要将滤纸捅破)，然后用少量水湿润布氏漏斗中的结晶，再压紧抽干。将结晶转移到表面皿上晾干或烘干。

6. 称量质量，计算回收率

四、数据记录

思　考　题

(1)重结晶操作的主要步骤有哪些?

(2)进行重结晶操作时应注意哪些问题?

第三节　蒸馏和分馏

蒸馏是将液态物质加热到沸腾变为蒸气，又将蒸气冷凝为液体这两个过程的联合操作，是根据液体混合物中各组分沸点不同而进行分离提纯的方法。蒸馏可分为常压蒸馏、水蒸气蒸馏和减压蒸馏。

一、常压蒸馏

1. 常压蒸馏原理

常压蒸馏，也称普通蒸馏，简称蒸馏。是在常压下加热液体至沸腾使之汽化，再经蒸气冷凝成液体，将冷凝液收集下来的操作过程。由于很多有机物在150℃以上已显著分解，而沸点低于40℃的液体用常压蒸馏操作又难免造成损失，故常压蒸馏主要用于沸点为40～150℃的液体的分离。常压蒸馏只是进行一次蒸发和冷凝的操作，被分离的混合物中各组分的沸点通常相差30℃以上时才能达到有效的分离。因此，可用于测定液体化合物的沸点，提纯或除去非挥发性物质，回收溶剂或蒸出部分溶剂以浓缩溶液，主要是用于分离液体混合物。

当液体混合物受热时，蒸馏瓶内的混合液不断汽化，当液体的饱和蒸气压与施加给液体表面的外压相等时，液体沸腾，此时的温度称为该液体的沸点。液体混合物之所以能用常压蒸馏的方法加以分离，是因为组成混合液的各组分具有不同的挥发度。当被蒸馏的液体混合物的沸点差别较大时，在溶液上方，蒸气的组成与液相的组成不同。蒸气中低沸点组分的相对含量较大，而其在液相中的含量则较小，当蒸气冷凝时，就可得到低沸点组分含量高的馏出液。沸点较高者要在随后蒸出，不挥发的物质留在蒸馏器中。

一种纯净的液态化合物在一定大气压下具有固定的沸点，沸程一般在0.5～1℃，不纯的物质的沸程较长，因此蒸馏也可以判断有机化合物的纯度。但是，有些有机物常常和其他组分形成二元或三元共沸混合物，这种混合物有固定的沸点，其沸点低于或高于混合物中任何一个组分的沸点。共沸混合物所形成的气相与液相有相同的组成，因而不能用蒸馏的方法进行分离。

2. 常压蒸馏装置

常压蒸馏装置主要由温度计、蒸馏烧瓶、冷凝管、接收器四部分组成，如图6-7所示。

3. 常压蒸馏操作

(1)加料。将蒸馏液通过玻璃漏斗或直接沿着正对支管的瓶颈壁小心地倒入蒸馏烧瓶中。要注意不能使液体从支管流出，液体加入量应为烧瓶容量的1/2～2/3，超过此量，沸腾时溶液会有被蒸气带至接收系统的可能，沸腾剧烈时，液体容易冲出。蒸馏低沸点液体时，往往发生暴沸现象，使蒸馏烧瓶内压力突然增大，轻则使液体涌出容器，重则使烧瓶炸裂，故加热前应加入沸石，以防止暴沸。若加热前忘记加沸石，在接近沸腾温度时不能补加，必须使液体稍冷后补加沸石再重新加热。

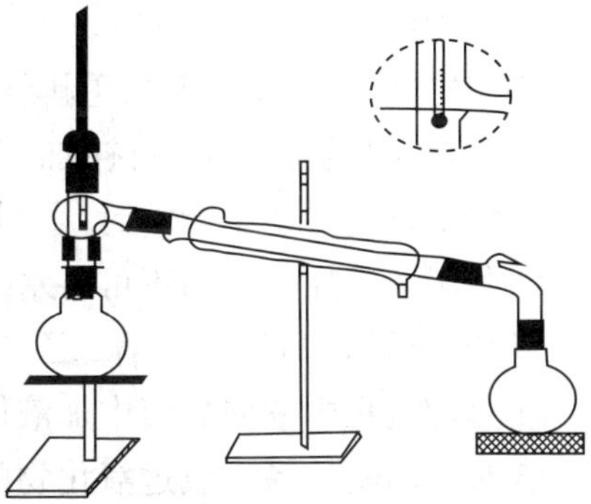
图6-7　常压蒸馏装置图

将配有温度计的塞子塞入蒸馏烧瓶瓶口后，再一次仔细检查装置是否稳妥正确，各仪器连接是否紧密，有无漏气现象。

(2)加热。加热蒸馏前，应先接通冷却水，从冷凝管的下口进水，上口出水，不要接反。然后开始加热，最初用小火，以免蒸馏烧瓶因局部过热而破裂，慢慢增大火力使烧瓶内的液体逐渐沸腾。记录第一滴馏出液滴入接收器时的温度。此时应控制加热，使蒸馏速度不应太快或太慢。使馏出液滴出的速度为 1 ~ 2 滴/s 为宜。在蒸馏过程中，应始终保持温度计水银球上有一稳定的液滴，这是气液两相平衡的象征。此时温度计的读数就是液体的沸点。

(3)观察沸点和收集馏出液。蒸馏前，至少准备两个接收器，因为在达到需要物质的沸点之前，常有沸点较低的液体先蒸出，这部分馏出液称“前馏分”，前馏分蒸完，温度趋于稳定后蒸出的就是较纯的物质，此时应更换一个洁净而干燥的接收器接收馏出液。记下这部分液体开始馏出时和最后一滴馏出时的温度，即为该馏分的沸程。

在所需要的馏分蒸出后，若维持原来的加热温度，就不会再有馏出液蒸出，温度计读数会急剧下降，这时应停止蒸馏。即使杂质含量较少，也不要蒸干，以免蒸馏烧瓶破裂而发生意外事故。

(4)停止加热、拆卸仪器。蒸馏完毕，停止加热，待温度下降至 40℃ 左右时，关闭冷却水，拆卸仪器，其顺序与装配时相反，即依次取下接收器、接液管、冷凝管和蒸馏烧瓶等。将馏出液倒入指定容器中，以备测定。将圆底烧瓶中的残液倒入回收瓶内，将卸下的仪器洗净、干燥，以备下次使用。

(5)常压蒸馏的注意事项。

①切勿忘记加沸石。每次重新蒸馏时都要再添加沸石，若忘记加沸石，必须在液体温度低于其沸腾温度时方可补加，切忌在液体沸腾或接近沸腾时加入沸石。

②整个蒸馏体系不能密封，尤其在装配干燥管及气体吸收装置时更应注意。

③若用油浴加热，切不可将水弄进油中，为避免水掉进油浴中出现危险，在许多场合，运用甘醇浴(一缩二乙二醇或二缩三乙二醇)是很合适的。

④蒸馏过程中欲向烧瓶中加液体，必须停火后进行，但不得中断冷凝水。

⑤对于乙醚等易生成过氧化物的化合物，蒸馏前必须经过检验。若含过氧化物务必除去后方可蒸馏且不得蒸干，以防爆炸。

⑥当蒸馏易挥发和易燃的物质(如乙醚)，不能用明火加热，否则容易引起火灾事故，故应采用热水浴。

⑦停止蒸馏时应先停止加热，稍冷后再关冷凝水。

⑧若同一实验台上有两组以上实验人员同时进行此项操作且相互距离较近时，每两套装置间必须是蒸馏部分靠近蒸馏部分或接收器靠近接收器，避免着火的危险。

二、水蒸气蒸馏

1. 水蒸气蒸馏原理

水蒸气蒸馏是利用某些有机物(不与水混溶)可随水蒸气一起蒸馏出来，而使它们从混合物中分离的。其过程是在不溶或难溶于热水并有一定挥发性的有机化合物中，通入水蒸气(必要时可对蒸馏烧瓶适当加热)使其沸腾，将有机物随水蒸气同时蒸馏出来。水蒸气蒸馏广泛应用于在常压蒸馏时达到沸点后易分解物质的提纯，从天然原料中分离出液体和固体物质，以及从含不挥发性固体的混合物中将少量挥发性杂质除去。

用水蒸气蒸馏法进行分离提纯的有机物应具备下列条件：不溶或几乎不溶于水；在沸腾温度下不与水蒸气发生化学反应；在100℃左右必须具有一定的蒸气压(一般不得小于1300Pa)。

2. 水蒸气蒸馏装置

水蒸气蒸馏装置由水蒸气发生器、蒸馏烧瓶、冷凝管和接收器等组成，各接口必须严密不漏气，如图6-8所示。

(1)水蒸气发生器一般使用专用的金属(铜或铁)制成，也可用500mL的蒸馏烧瓶代替(配一根长1m，直径约为7mm的玻璃管作安全管)。水蒸气发生器导出管与一个T形管相连，T形管的支管套上一个短橡胶管。橡胶管用螺旋夹夹住，以便及时除去冷凝下来的水滴，T形管的另一端与蒸馏部分的导管相连(这段水蒸气导管应尽可能短些，以减少水蒸气的冷凝)。水蒸气发生器也可用三口瓶代替。

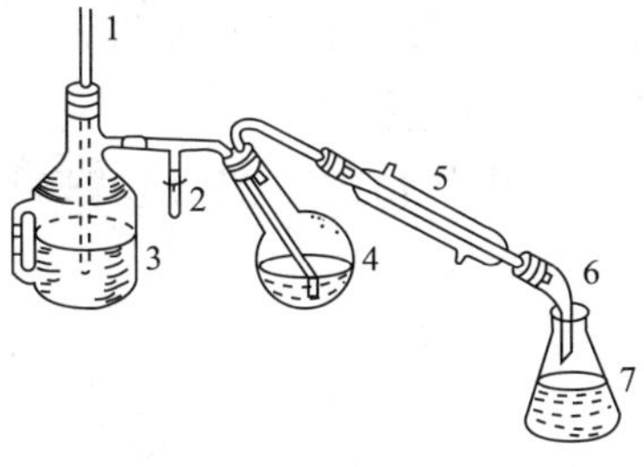

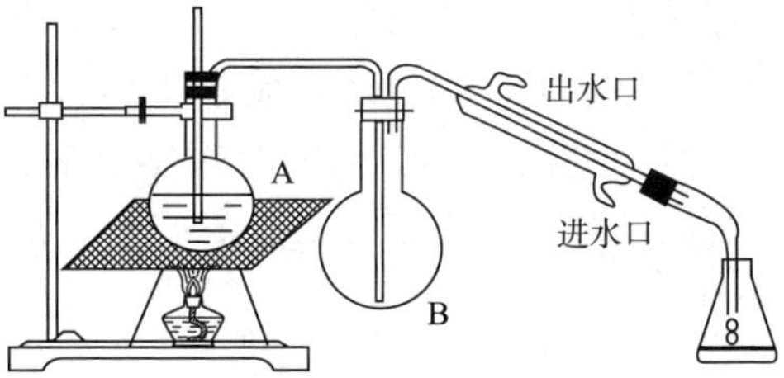

图6-8　水蒸气蒸馏装置图

1—玻璃管；2—螺旋夹；3—水蒸气发生器；4—蒸馏瓶；5—冷凝管；6—尾接管；7—接收器

(2)蒸馏烧瓶采用圆底烧瓶，配上克氏蒸馏头，可避免由于蒸馏时液体的跳动引起液体从导出管冲出，以至污染馏出液。

(3)冷凝管一般选用直形冷凝管。

(4)接收器选择合适容量的圆底烧瓶或梨形瓶。

3. 水蒸气蒸馏操作

将被蒸馏的物质加入烧瓶中，尽量不超过其容积的1/3，仔细检查各接口处是否漏气，并将T形管上螺旋夹打开。

开启冷凝水，然后水蒸气发生器开始加热，当T形管的支管有蒸气冲出时，再逐渐旋紧T形管上的螺旋夹，水蒸气开始通向烧瓶。

如果水蒸气在烧瓶中冷凝过多，烧瓶内混合物体积增加，以至超过烧瓶容积的2/3时，或者水蒸气蒸馏速度不快时，可对烧瓶进行适当加热，要注意烧瓶内溅跳现象，如果溅跳剧烈，则不应加热，以免发生意外。蒸馏速度每秒2~3滴。

当馏出液澄清透明，不含有油珠状的有机物时，即可停止蒸馏。

中断或停止蒸馏一定要先旋开T形管上的螺旋夹，然后停止加热，最后再关冷凝水。否则烧瓶内混合物将倒吸到水蒸气发生器中。

4. 水蒸气蒸馏的注意事项

①水蒸气发生器上必须装有安全管，下端应插到接近底部，水蒸气发生器与水蒸气导管之间必须连接T形管，水蒸气导管尽量短，以减少水蒸气的冷凝。

②水蒸气发生器中的水不能太满，否则沸腾时水将冲至烧瓶，并且最好在水蒸气发生器中加进沸石起助沸作用。

③如果系统内发生堵塞，水蒸气发生器中的水会沿安全管迅速上升甚至会从管的上口喷出，这时应立即中断蒸馏，待故障排除后继续蒸馏。

④当冷凝管夹套中要重新通入冷却水时，要小心而缓慢，以免冷凝管因骤冷而破裂。

⑤蒸馏过程中，必须随时检查水蒸气发生器中的水位是否正常，安全管水位是否正常，有无倒吸现象，一旦发现不正常，应立即将T形管上螺旋夹打开，找出原因排除故障，然后逐渐旋紧T形管上的螺旋夹，继续进行。

⑥蒸馏过程中，必须随时观察烧瓶内混合物体积增加情况，混合物溅跳现象，蒸馏速度是否合适，是否有必要对烧瓶进行加热等。

三、分馏

1. 分馏原理

分馏是借助于分馏柱的作用使一系列的普通蒸馏操作不需要多次重复，一次得以完成的蒸馏。分馏又称分段蒸馏，主要用于分离两种或两种以上沸点相近的有机化合物及液态混合物。应用于工业上的分馏称为精馏。在实验室常采用分馏柱进行分馏，而工业上则采用精馏塔分馏。

分馏可使沸点相近的互溶液体化合物（甚至沸点仅相差1~2℃）得到分离和提

纯。为了提高分馏柱的分离效率，通常在其中装入各种填料，以增大气相和液相的接触面积。当蒸气进入分馏柱时，因受外界空气的冷却，使蒸气发生部分冷凝，其结果是冷凝液中含有较多高沸点组分，而蒸气中则含有较多低沸点组分。冷凝液向下流动过程中，又与上升的蒸气相遇，二者之间进行热量交换，结果使上升蒸气发生部分冷凝，而下降的冷凝液发生部分汽化。由于在柱内进行多次气、液相热交换，反复进行汽化、冷凝，结果使低沸点组分不断上升到达柱顶部被蒸出，高沸点组分不断向下流回加热烧瓶中，从而使沸点不同的物质得到分离。

2. 分馏装置

分溜装置由圆底烧瓶、分馏柱、温度计、冷凝管、接液管和接收瓶等组成，如图 6-9 所示。

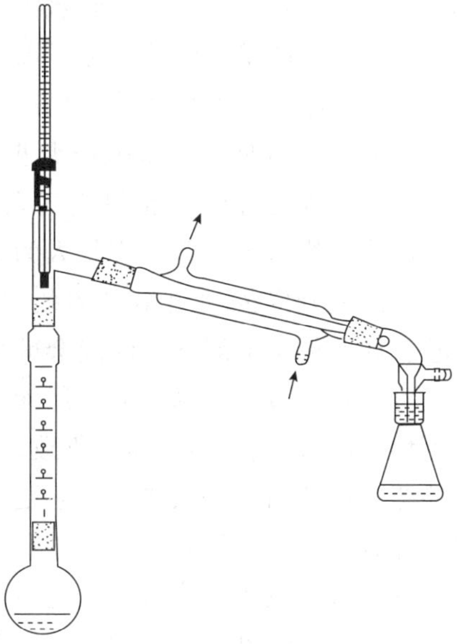
图 6-9　分馏装置图

常见分馏柱的长度一般 40 ~ 100cm，选用分离柱应考虑待分离组分的性质、分离的难易程度、对分离物质纯度的要求等因素。在能满足分离效果的前提下，应选择形体小、效率高的分离柱。

仪器安装顺序与蒸馏装置相似，即从热源开始，先下后上，从左到右。

3. 分馏操作

①正确安装分馏装置，用铁夹将分馏柱夹紧，插上温度计、蒸馏头（分馏头），将冷凝管与蒸馏头连接好，安装接液管和接收瓶。

为尽量减少柱内热量的散失和由于外界温度影响造成柱温的波动，通常分馏柱外必须进行适当的保温，以便能始终维持温度平衡。对于比较长，绝热又差的分馏柱，则常常需要在柱外绕上电热丝以提供外加的热量。

②将待分馏的混合物放入圆底烧瓶中，加入数粒沸石。

③选择合适的热源，开始加热。当液体一沸腾就及时调节热源，使蒸气漫漫升入分馏柱，10 ~ 15min 后蒸气到达柱顶，这时可观察到温度计的水银球上出现了液滴。

④调小热源，让蒸气仅到柱顶而不进入支管就全部冷凝，回流到烧瓶中，维持 5min 左右，使填料完全湿润，开始正常工作。

⑤调大热源，控制液体的馏出速度为每 2 ~ 3s 一滴，这样可得到较好的分馏

效果。待温度计读数骤然下降，说明低沸点组分已蒸完，可继续升温，按沸点收集第二、第三种组分的馏出液，当欲收集的组分全部收集完后，停止加热。待体系稍冷后关闭冷凝水，自后向前拆卸分馏装置。

⑥用密度计测定馏出液的相对密度，记录馏出液的馏出温度、体积以及馏出液和残留液的体积。

4. 分馏的注意事项

①参照常压蒸馏中的注意事项。

②分馏柱中的蒸气未上升到温度计水银球处时，温度上升很慢，此时不可加热过猛。以防蒸气一旦上升到水银球位置时，温度会迅速上升，失去控制。

③要有足够量的液体回流，保证合适的回流比。

④尽量减少分馏柱的热量失散和波动。

⑤分馏开始时，先将电压调得大些，当液体沸腾时，观察蒸气是否到达柱顶，并调节火焰温度，控制蒸气只到柱顶而不进入分馏头支管就全部被冷凝下来，回流到烧瓶中。此过程是人为地利用“泛液”使柱身及填料完全被液体浸润，这样可以充分发挥填料本身的效率，这种操作叫作“预泛液”。这样维持 5min，使柱身和填料全部湿润。泛液会减少液体和蒸气接触面积，或因蒸气上升将液体冲入冷凝管，造成分馏失败。泛液的产生是由于柱内温度太低和分馏柱的填料装填不均匀(此时需重新填装)所致。为了保持柱内的温度梯度，避免柱内温度太低使蒸气在柱内冷凝太快而引起泛液，可在分馏柱外用石棉绳或玻璃布等保温材料缠扎分馏柱。另外对于填充柱，不要填装太紧或不均匀。

⑥某些有机化合物可与其他组分按一定的比例组成混合物(二元或三元共沸混合物)。在蒸馏时，它们的液体组分与饱和蒸气的成分一样，这种混合物称为共沸混合物或恒沸物，这种混合物的沸点高于或低于混合物中任何一个组成的沸点，其沸点称为恒沸点。不能用蒸馏或分馏的方法进行分离，例如，乙醇 - 水共沸组成是 95.6% 乙醇，4.4% 水，共沸点为 78.17℃；无水乙醇的沸点为 78.5℃。

思 考 题

(1)若蒸馏体系密闭，会引起什么结果？

(2)沸石是否可在液体沸腾时加入？

(3)当温度计的水银球上有液滴凝结时，说明了什么？没有液滴时又说明什么？

(4)分馏的特点是什么？

(5)分馏与蒸馏操作在原理和应用上有何异同？

(6)为什么分馏操作的馏出速度需要控制？

技能训练 6-3　酒精的蒸馏

一、训练目的

(1)学会蒸馏装置的安装、拆卸。

(2)学会酒精的简单蒸馏方法。

二、仪器与试剂

直形冷凝管、蒸馏头、真空接液管、铁架台、电热套、酒精灯、圆底烧瓶(100mL)、温度计套管、温度计(150℃)、橡胶管、长颈漏斗、量筒。

工业酒精、沸石。

三、操作步骤

(1)热源为水浴锅，将水浴锅放在铁圈上，铁圈下放酒精灯，酒精灯下放木块，以便调节火焰高度。将蒸馏装置安装好，将圆底烧瓶球体的 2/3 进入到水中。

(2)取下温度计套管，用长颈漏斗将 60mL 工业酒精注入圆底烧瓶内，加入 2～3 粒沸石，安装好温度计，注意温度计水银球的位置。

(3)开始时用小火加热，观察液体汽化情况，并注意温度计读数，当蒸气上升到温度计水银球部时，温度计读数急剧上升，适当调小火焰，使温度计水银球在蒸馏过程中有液滴，保持馏分的流出速度为每秒 1～2 滴。

(4)当温度计读数上升到 78℃左右并稳定时，另换一个洁净、干燥的接收瓶于接液管上，控制加热温度，收集 77～79℃的馏分。当温度突然下降或烧瓶内液体量很少时，停止加热，稍冷后关闭冷凝水，量出馏分的体积。

四、数据记录

思　考　题

(1)蒸馏时为什么蒸馏瓶所盛液体的量不应超过其容积的 2/3，也不可过少？

(2)在进行蒸馏操作时应注意什么问题(从安全和效果两方面考虑)？

(3)在装置中，把温度计水银球插至液面上或者在蒸馏头支管上方是否正确？这样会发生什么问题？

(4)当加热后有馏出液出来时，才发现冷凝管未通水，能否马上通水？如果不行，应怎么办？

(5)如果加热过猛，测定出来的沸点会不会偏高？为什么？

技能训练6-4　粗苯甲酸乙酯的水蒸气蒸馏

一、训练目的

初步掌握水蒸气蒸馏的操作方法。

二、仪器与试剂

水蒸气发生器、圆底烧瓶、三口烧瓶、直形冷凝管、三通管、蒸气导管、接液管、螺旋夹。

粗苯甲酸乙酯。

三、操作步骤

(1)安装好水蒸气蒸馏装置。

(2)于三口烧瓶中加入10mL粗苯甲酸乙酯。

(3)于水蒸气发生器内加入容积2/3体积的水，插上安全管，使安全管下端接近发生器底部。

(4)检查各连接处是否安装严密。

(5)打开三通管的螺旋夹，并通入冷凝水。

(6)加热水蒸气发生器，当三通管支管口有水蒸气喷出时，用螺旋夹将橡皮管夹紧。注意加热速度，以2～3滴/s为宜。如果由于水蒸气冷凝而使烧瓶内液体量增多时，可用小火加热烧瓶，但应注意瓶内溅跳现象，若溅跳剧烈，则应停止加热。

(7)当流出液澄清不再有油珠时停止加热(可用表面皿取出少量液体，于日光灯或日光下观察是否有油珠状的有机物)。

(8)停止加热时，应先打开螺旋夹，再移去热源，待液体稍冷后，将水蒸气发生器与蒸馏系统断开，拆除仪器。馏出液倒入分液漏斗，静止分层，将油层放入锥形瓶中。

思　考　题

(1)水蒸气蒸馏有何实际意义？

(2)如何判断水蒸气蒸馏的终点？

第四节　萃取分离技术

萃取是在混合物中加入某种溶剂，利用混合物中各种成分在该溶剂中溶解度的不同而将它们分离的过程。这是萃取的广义概念。

利用另一种互不相溶的溶剂从溶液中分离提取某一溶质的过程，称为萃取。这是萃取的狭义概念。

本节采用医药化工领域已广泛接受的广义的萃取概念，将萃取分为液－液萃取和固－液萃取予以介绍。

一、液－液萃取

1. 液－液萃取的原理

液－液萃取是利用物质在两种互不相溶溶剂中溶解度的不同，使其从一种溶剂转移到另一种溶剂而实现分离的。萃取遵循分配定律进行：如果一种物质溶解在两种互不相溶的溶剂中，则达到平衡时该物质在两液相中浓度的比值为一常数。

通过一次萃取，往往不能获得满意的萃取率，如欲萃取尽量完全，则需连续多次萃取。应当注意，萃取次数越多，引进误差的机会越多。因此，萃取次数3～5次即可。

2. 萃取剂的选择

萃取剂要根据被萃取物质的溶解能力及萃取剂的性质选择。难溶于水的物质用石油醚等萃取，较易溶于水的物质用苯或乙醚等萃取，水溶性大的物质用乙酸乙酯或类似溶剂来萃取。萃取剂对被萃取物质的溶解能力要大而对杂质的溶解能力要小。萃取剂的沸点不宜过高，否则溶剂不易回收，并可能使产品在回收溶剂时被破坏。萃取剂的毒性要小或者无毒。萃取剂的稳定性要好，挥发性小，不易燃烧。萃取剂的密度与原溶剂的密度差别要大，黏度要小。一般来说与水不相溶的有机溶剂都可作水溶液的萃取剂。溶剂按性质分为酸性溶剂、碱性溶剂、两性溶剂、惰性溶剂四大类。用作萃取剂的主要有苯、汽油、环己烷、戊醇、环己醇、甲基异丁基酮、丙酮、环己酮、乙醚、乙二醇、二硫化碳、氯仿、四氯化碳、乙酸乙酯、乙酸戊酯等。

此外，在萃取水溶液时，加入一定量的电解质（如氯化钠），利用“盐析效应”以降低有机物和萃取溶剂在水溶液中的溶解度，可提高萃取收率。

3. 液 – 液萃取的装置

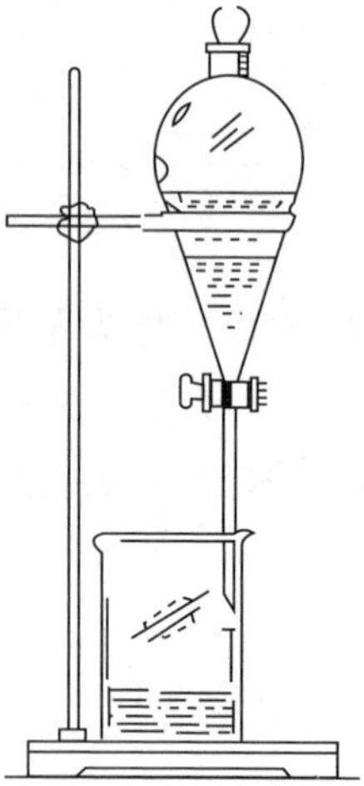

图 6–10　液 – 液萃取装置

液 – 液萃取装置如图 6–10 所示。最常用的萃取器皿为分液漏斗，常见的有圆球形、圆筒形和梨形。

分液漏斗从圆球形到长的梨形，其漏斗越长，振摇后两相分层所需时间越长。因此，当两相密度相近时，采用圆球形分液漏斗较合适。一般萃取常用到的为梨形分液漏斗。

无论选用何种形状的分液漏斗，加入全部液体的总体积不得超过其容量的 3/4。

检查塞子和活塞是否与分液漏斗配套，检查活塞是否洁净、干燥。把凡士林均匀地涂在活塞孔的两侧，转动活塞使其均匀透明，注意不要堵塞塞孔。漏斗上口的塞子不得涂凡士林。在活塞的凹槽处套上橡皮筋，防止操作过程中因活塞的松动而漏液或因活塞的脱落造成实验失败。盛有液体的分液漏斗，将其放在用棉绳或塑料膜缠扎好的铁圈上，铁圈则牢固地被固定在铁架台的适当高度，从漏斗口接收放出的液体时容器内壁都应贴紧漏斗颈。

4. 液 – 液萃取的操作

①检查分液漏斗活塞及塞子是否漏液。在分液漏斗中加入一定量的水，将上口塞子盖好，上下摇动，检查上下口是否漏水。旋动活塞，检查活塞是否旋动灵活。若活塞口有漏液，可将塞心取出擦干，重新涂一薄层凡士林。

②将分液漏斗固定放在铁圈中，关好活塞，将被萃取溶液通过普通漏斗倒入分液漏斗中，加入萃取剂，其加入量约为被萃取液的 1/3，塞上塞子。

③振荡方法。将分液漏斗的下口略朝上，右手的拇指和中指捏住上口瓶颈部，食指压紧上口玻璃塞，左手牢牢握住活塞（因为两种互不溶的溶剂在混合时产生的压力会将塞子从分液漏斗顶出）。以左手的拇指和食指控制活塞。

将漏斗放平，前后摇动或做圆周运动，使两相完全接触。在振荡过程中，应注意下口应稍向上倾斜，不断打开活塞排气（注意不要对着人）。特别是在使用石油醚、乙醚等低沸点的溶剂或用稀碳酸钠、碳酸氢钠等碱性萃取剂从有机相分离酸性杂质时，更应及时排气。经过几次放气后，随振荡时间的增加，可适当延长平衡气压的时间间隔。待压力减小后，再重复上述操作数次后，将漏斗置于铁架台上的铁圈上，静置。待两相界面分层清晰时，可进行分液操作。

④分液时，打开漏斗上口塞子或将塞子上的小槽对准漏斗的通气孔，慢慢旋开下口活塞，将下层液体从活塞口放入已干燥好的烧杯或锥形瓶中，如两相界面有絮状物，也要一起分离掉。在萃取相(如水相)中再加入新的萃取剂继续萃取。

⑤萃取次数一般为3~5次，合并萃取相。于萃取液中加入合适的干燥剂进行干燥。干燥后，蒸去溶剂，再根据蒸馏物的性质，选择合适的纯化方法，再次提纯。

⑥上层液体由上口倒入到另一准备好的锥形瓶中，切不可将上层液由活塞放出，以免被残留在漏斗颈内的下层液体污染。

在萃取中，上下两层液体都应保留，不要丢弃，以防止发生差错时，还可以有补救措施。

5. 液－液萃取的注意事项

①若萃取溶剂为易生成过氧化物的化合物(如醚类)且萃取后为进一步纯化需蒸去此溶剂，则在使用前，应检查溶剂中是否含过氧化物，如含有，应除去后方可使用。

②分液漏斗中的液体不可太多，装入量不要超过分液漏斗体积的2/3，液体太多，会影响分离效果。

③萃取过程中可能会产生两种问题。一是萃取时剧烈的摇振会产生乳化现象，使两相界面不清，难以分离。引起这种现象往往是存在浓碱溶液，或溶液中存在少量轻质沉淀，或两液相的相对密度相差较小，或两溶剂易发生部分互溶。破坏乳化现象的方法是较长时间静置，或加入少量电解质(如氯化钠)，或加入少量稀酸(对碱性溶液而言)，或加热破乳，还可以滴加乙醇。二是在界面上出现未知组成的泡沫状的固态物质，遇此问题可在分层前过滤除去，即在接收液体的瓶上置一漏斗，漏斗中松松地放少量脱脂棉，将液体过滤。

④液体分层后应正确判断有机相和水相，一般可根据密度来确定，密度大的在下面，密度小的在上面。

⑤若使用低沸点、易燃的溶剂，操作时附近的火都应熄灭，并且当实验室中操作者较多时，要注意排风，保持空气流通。

⑥摇振时，上口气孔未封闭，至使溶液漏出，或者不经常开启活塞放气，使漏斗内压力增大，溶液自玻璃塞缝隙渗出，甚至冲掉塞子。溶液漏失，漏斗损坏，严重时会产生爆炸事故。

⑦静置时间不够，两液分层不清晰时分出下层，不但没有达到萃取目的，反而使杂质混入。

二、固－液萃取

固－液萃取，是利用溶剂对固体样品中被提取成分和杂质之间溶解度的不同，来达到分离提取的目的。通常是采用下列两种方法。

浸取法，依靠溶剂对固体物质长期的浸润溶解而将其中所需要的成分溶解出来，再进行分离纯化。此法操作简单，不需要特殊器皿，但效率不高，浸取剂对待浸取组分溶解度大时效果明显，否则要用大量溶剂。

连续萃取法，是循环使用一定量的萃取剂，并保持在萃取剂体积稳定不变的条件下进行的萃取方法。这种方法效率高且节约溶剂。实验室中常使用索氏萃取器来进行萃取。

1. 索氏萃取器装置

索氏萃取器如图6－11所示，下部为圆底烧瓶，放置萃取剂，中间为提取器，放被萃取的固体物质，上部为冷凝器。提取器上有蒸气上升管和虹吸管。虹吸管下部与烧瓶相通。

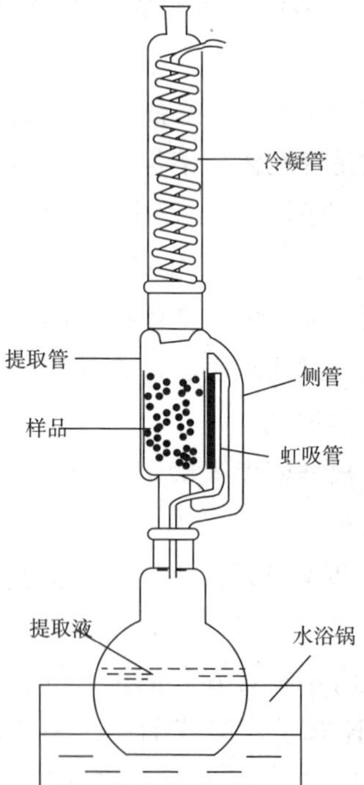

图6－11　索氏萃取装置

按由下而上的顺序，先调节好热源的高度，以此为基准，然后用万能夹固定住圆底烧瓶。其上装提取器，将装有固体物质的滤纸筒放入提取器内。滤纸筒大小既要紧贴器壁，又能方便取放，其高度不得超过虹吸管，纸套上面可折成凹形，以保证回流液均匀浸润被萃取物。在提取器上面放置球形冷凝管并用万能夹夹住，调整角度，使圆底烧瓶、提取器、冷凝管在同一条直线上且垂直于实验台面。

2. 索氏萃取器的操作

①研细固体物质，以增加液体浸润的面积，然后将固体物质放在滤纸筒内，上下口包紧，以免固体漏出。纸筒不宜包得过紧，过紧会缩小固－液的接触面积，但过松，滤纸筒不便取放。将包有固体物质的滤纸筒置于提取器中。

②于提取器上口加入萃取剂，液体通过虹吸管流入蒸馏瓶，加入萃取剂量应视提取时间和溶解程度而定。通冷凝水，选择适当的热浴进行加热。当

萃取剂沸腾时，蒸气通过玻璃管上升，被冷凝管内冷却为液体，滴入提取器中。

③当液面超过虹吸管的最高处时，即虹吸流回烧瓶，因而萃取出溶于萃取剂的部分物质。就这样利用回流、溶解和通过虹吸管的循环使固体中的可溶物质富集到烧瓶中。然后用其他方法将萃取到的物质从溶液中分离出来。

④在提取过程中，应注意调节温度。因在提取过程中，会因温度过高而使得被提取的溶质在烧瓶壁上结垢或炭化。

⑤注意：用滤纸套装研细的固体物质时要严谨，防止漏出堵塞虹吸管；在圆底烧瓶内要加入沸石。

技能训练6-5　液-液萃取操作练习

一、训练目的

掌握用分液漏斗萃取的操作方法。

二、仪器与试剂

分液漏斗、铁架台、铁圈、锥形瓶。

二氯甲烷、5%苯酚溶液、1%氯化铁。

三、操作步骤

(1)将20mL 5%的苯酚溶液加入分液漏斗中，再向其中加入20mL二氯甲烷溶液，盖上上口玻璃塞。

(2)振动分液漏斗，开始时，每振动几下后，应及时打开下口活塞放出二氯甲烷蒸气(注意下口向上倾斜，并不要对着人，以免试剂喷出)，重复数次。萃取完成后，将分液漏斗放入铁架台上的铁圈内，静置分层。

(3)待液体分成清晰的上下两层后，将上口玻璃塞取下或将玻璃塞上的小槽对准漏斗的通气孔，然后小心地缓慢旋开下口的活塞，将下层液收集到一个已烘干的锥形瓶中。上层溶液从上口倒出到另一个锥形瓶中。

(4)另取20mL 5%的苯酚溶液，放入到已洗净的分液漏斗内，用20mL二氯甲烷分两次萃取，每次10mL，将两次萃取分离出来的二氯甲烷收集到一起，并从上口将上层溶液放入一个锥形瓶中。

(5)取5%的苯酚溶液，经一次萃取后和二次萃取后的水溶液各2滴，放入到点滴板上，各加入一滴1%氯化铁溶液，观察比较三种溶液的颜色。

四、数据记录

思 考 题

(1)萃取液二氯甲烷应在上层还是下层?

(2)观察比较苯酚萃取前后三种水溶液，经 $FeCl_3$ 鉴别的颜色，会得到什么结论?

技能训练 6-6　茶叶中提取咖啡因

一、训练目的

(1)了解从茶叶中提取咖啡因的原理和方法。

(2)学习用索氏萃取器萃取的操作技术。

(3)学习升华提纯的操作技术。

二、实验原理

茶叶中含有多种生物碱，其中以咖啡碱(又称咖啡因)为主，其含量为3%~5%。此外，还含有单宁酸、没食子酸及色素、纤维素、蛋白质等，含结晶水的咖啡因为无色针状结晶，味苦，置于空气中可风化，易溶于水、乙醇、氯仿、丙酮等。微溶于石油醚，难溶于苯和乙醚。在100℃时失去结晶水并升华，120℃时升华显著，在178℃时升华速度达到最快。无水咖啡因的熔点为238℃。

本实验从茶叶中提取咖啡因时，用乙醇作溶剂，在索氏萃取器中连续抽提，然后浓缩，即可得粗咖啡因，利用升华或结晶可做进一步提取。

三、仪器与试剂

索氏萃取器、蒸发皿、圆底烧瓶、水浴锅、直形冷凝管、接液管、锥形瓶、玻璃漏斗、温度计、滤纸套筒。

95%乙醇、茶叶末、氧化钙。

四、操作步骤

(1)称取10g茶叶末，装入滤纸套筒内，筒的上口用滤纸盖好，将滤纸筒小心插入提取器中。取80mL 95%乙醇加入到圆底烧瓶中，加几粒沸石，按图6-11安装好装置。

(2)水浴加热至沸腾，连续萃取2~3h，当萃取液颜色很淡时，待冷凝液刚刚经虹吸管流下去时，即可停止加热。

(3)待烧瓶中萃取液稍冷后，将装置改为蒸馏装置，水浴加热，蒸馏回收萃取液中的大部分乙醇。烧瓶中剩余10～15mL溶液时，停止加热，将残液倒入蒸发皿中，加入2～3g研细的生石灰(吸收水分，中和溶液)，在蒸气浴上蒸干(注意用搅棒不断搅拌，以免溶液因沸腾而溅出)，再用灯焰隔石棉网加热片刻，除去余下水分，冷却后，擦去沾在边上的粉末，以免升华时污染产物。

(4)用一张带有许多小孔的圆形滤纸，盖在装有粗咖啡因的蒸发皿上，取一只合适的漏斗盖在上面，在漏斗的颈部塞一小团疏松的棉花。在石棉网或砂浴上小心加热蒸发皿，温度不能太高，否则会使滤纸炭化变黑，将有色物带到产品中，造成产品不纯。尽可能使升华速度减慢，以提高结晶纯度和产量。当发现有棕色烟雾时，应暂停加热，待冷至100℃左右，揭开漏斗及滤纸，用小刀将附着在滤纸及漏斗上的咖啡因刮下。残渣经搅拌后，用略大的火再次升华，合并两次升华所收集的咖啡因于表面皿上，称量并测熔点。

五、数据记录

自　测　题

一、单选题

1. 重结晶时，活性炭所起的作用是(　　)。

A. 脱色　　B. 脱水　　C. 促进结晶　　D. 脱脂

2. 蒸馏瓶的选用与被蒸液体量的多少有关，通常装入液体的体积应为蒸馏瓶容积(　　)。

A. 1/3～2/3　　B. 1/3～1/2　　C. 1/2～2/3　　D. 1/3～3/4

3. 在水蒸气蒸馏操作时，要随时注意安全管中的水柱是否发生不正常的上升现象，以及烧瓶中的液体是否发生倒吸现象。一旦发生这种现象，应(　　)，方可继续蒸馏。

A. 立刻关闭夹子，移去热源，找出发生故障的原因

B. 立刻打开夹子，移去热源，找出发生故障的原因

C. 加热圆底烧瓶

4. 进行简单蒸馏时，冷凝水应从(　　)。蒸馏前加入沸石，以防暴沸。

A. 上口进，下口出　　B. 下口进，上口出

C. 无所谓从那儿进水

5. 在进行脱色操作时，活性炭的用量一般为(　　)。

A. 1%～3%　　B. 5%～10%　　C. 10%～20%　　D. 30%～40%

6. 在进行咖啡因的升华中应控制的温度为(　　)。

A. 140℃　　B. 80℃　　C. 220℃　　D. 390℃

7. 萃取溶剂的选择根据被萃取物质在此溶剂中的溶解度而定，一般水溶性较小的物质用(　　)萃取。

A. 氯仿　　B. 乙醇　　C. 石油醚　　D. 水

8. 从茶叶中提取咖啡因，通常是用适当的溶剂在(　　)中连续抽提，浓缩得粗咖啡因。

A. 烧杯　　B. 索式提取器　　C. 圆底烧瓶　　D. 锥形瓶

9. 在萃取时，可利用(　　)，即在水溶液中先加入一定量的电解质(如氯化钠)，以降低有机物在水中的溶解度，从而提高萃取效果。

A. 络合效应　　B. 盐析效应　　C. 溶解效应　　D. 沉淀效应

10. 利用液体混合物各组分在液体中溶解度的差异而使不同组分分离的操作称为(　　)。

A. 蒸馏　　B. 萃取　　C. 吸收　　D. 解吸

二、判断题

1. 在使用分液漏斗进行分液时，上层液体经漏斗的下口放出。(　　)

2. 纯净的有机化合物一般都有固定的熔点。(　　)

3. 将液体加热至沸腾，使液体变为蒸汽，然后使蒸汽冷却再凝结为液体，这个操作称为蒸馏。(　　)

4. 温度计水银球上限应和蒸馏头侧管的下限在同一水平线上。(　　)

5. 水蒸气在蒸馏时安全玻管不能插到水蒸气发生器底部。(　　)

6. 水蒸气蒸馏是分离和纯化与水不相混溶的挥发性有机物常用的方法。(　　)

7. 在重结晶过程中，可用玻璃棒摩擦容器内壁来诱发结晶。(　　)

8. 用有机溶剂进行重结晶时，把样品放在烧瓶中进行溶解。(　　)

9. 索氏提取器从是利用溶剂回流和虹吸原理，使固体连续不断地为纯溶剂所提取的装置。(　　)

10. 冷凝管通水方向是由下而上。(　　)

第七章　药用电化学基本技术

第一节　酸度计

酸度计为测量溶液 pH 值的仪器，又称 pH 计，它是根据 pH 的操作定义设计而成的。酸度计是一种高输入阻抗的电子管或晶体管式的直流毫伏计，它既可以用于溶液 pH 值的测量，也可以用作毫伏计测量电化学电池的电动势。

一、酸度计的组成与结构

酸度计的型号、种类很多。按测量精度分类，可分为 0.2 级、0.1 级、0.01 级或更高的精度；按仪器体积分类，可分为笔式(迷你型)、便携式、台式以及在线连续监控测量的在线式。笔式(迷你型)与便携式酸度计一般用于现场检测，而台式与便携式酸度计一般供实验室测试分析用。

不同类型的酸度计一般均由两部分组成，即电极系统和高输入阻抗的毫伏计。电极与待测试液组成电化学电池，以高输入阻抗的毫伏计测量电池电动势，并可指示出相应的 pH 值。图 7－1 数字直读式 pHS－3C 型酸度计的外形结构及后面板示意。

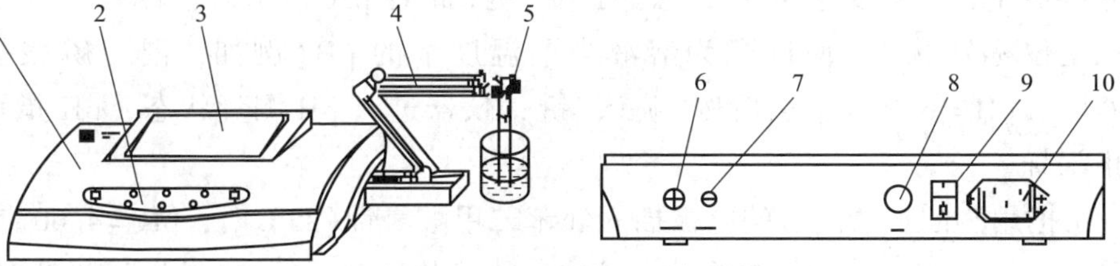

图 7－1　pHS－3C 型酸度计的外形结构及后面板示意图

1—机箱；2—键盘；3—显示屏；4—多功能电极架；5—电极；6—测量电极插座；7—参比电极接口；8—保险丝；9—电源开关；10—电源插座

二、酸度计的使用方法

酸度计的种类繁多，不同厂家、不同型号的酸度计，其旋钮、开关的位置，使用方法及仪器配件等均会有所不同。各种酸度计的结构和使用方法具体可参见各仪器的使用书。现以 pHS－3C 型酸度计为例，介绍酸度计的使用方法。

1. 开机前的准备

①将多功能电极架插入多功能电极架插座中。

②将 pH 复合电极安装在电极架上。

③将 pH 复合电极下端的保护套拔下，并且拉下电极上端的橡皮套使其露出上端小孔。

④用蒸馏水冲洗电极。

2. 标定

仪器在使用前首先要标定。

①在测量电极插座处拔掉短路插头。

②在测量电极插座处插入复合电极。

③如不用复合电极，则在测量电极插座处插入玻璃电极插头，参比电极接入参比电极接口处。

④打开仪器电源开关，预热 30min。按“pH/mV”按钮，使仪器进入 pH 测量状态。

⑤按“温度”按钮，使显示为溶液温度值(此时温度指示灯亮)，然后按“确认”使仪器确定溶液温度后回到 pH 测量状态。

⑥把用蒸馏水清洗过的电极插入混合磷酸盐(25℃时，pH＝6.86)标准缓冲溶液中，待读数稳定后，按“定位”键(此时 pH 指示灯慢闪烁，表明仪器在定位标定状态)使读数为溶液当前温度下的 pH(例如，混合磷酸盐在 10℃时，pH＝6.92)，然后按“确认”键，仪器进入 pH 测量状态，pH 指示灯停止闪烁。

⑦把用蒸馏水清洗过的电极插入邻苯二甲酸氢钾(25℃时，pH＝4.00)或硼砂(25℃时，pH＝9.18)标准缓冲溶液中，待读数稳定后，按“斜率”键(此时 pH 指示灯慢闪烁，表明仪器在斜率标定状态)使读数为溶液当前温度下的 pH(例如，邻苯二甲酸氢钾在 10℃时，pH＝4.00)，然后按“确认”键，仪器进入 pH 测量状态，pH 指示灯停止闪烁，标定完成。

⑧用蒸馏水清洗电极后即可对被测溶液进行测量。

注意：经标定后，“定位”键及“斜率”键不能再按，如果触动此键，此时 pH 指示灯闪烁，请不要按“确认”键，而是按“pH/mV”键，使仪器重新进入 pH 测量即可，而无须再进行标定。

标定的标准缓冲溶液一般第一次用混合磷酸盐溶液，第二次用接近被测溶液 pH 值的标准缓冲溶液。如被测溶液为酸性时，用邻苯二甲酸氢钾溶液；如被测溶液为碱性时，用硼砂溶液。

3. 溶液 pH 值的测量

(1)被测溶液与定位溶液温度相同时，测量步骤如下。

①用蒸馏水清洗电极头部，再用被测溶液清洗一次。

②把电极浸入被测溶液中，用玻璃棒搅拌溶液，使溶液均匀，待读数稳定后在显示屏上读出溶液的 pH 值。

(2)被测溶液与定位溶液温度不同时，测量步骤如下。

①用蒸馏水清洗电极头部，再用被测溶液清洗一次。

②用温度计测出被测溶液的温度值。

③按“温度”键，使仪器显示为被测溶液的温度值，然后按“确认”键。

④把电极浸入被测溶液中，用玻璃棒搅拌溶液，使溶液均匀，待读数稳定后读出该溶液的 pH 值。

4. 电极电位(mV)值的测定

将电极置于被测溶液中，按“mV”键，“mV”指示灯亮。搅拌溶液使之均匀，待读数稳定后，显示值即为该溶液的电极电位“mV”值，并自动显示极性。

三、酸度计的维护与使用注意事项

(1)酸度计的放置应严格遵照仪器的使用条件。仪器应放置在干燥、无震动、无酸碱腐蚀性气体、环境温度稳定(一般工作环境温度为 5 ~45℃)的地方。

(2)酸度计必须保持清洁干燥(特别是电极输入插孔和电极插头)，以防止绝缘电阻下降引起测量误差。

(3)一般情况下，酸度计一天标定一次即可满足常规测量精度。

(4)酸度计应有良好的接地，否则将会造成读数指针不稳定。若使用场所没有接地线，或接地不良，需另外补接地线。

(5)仪器使用时，各调节旋钮的旋动不可用力太猛，按钮开关不要频繁按动。以防发生机械故障或破损。温度补偿器切不可旋转超位，以免损坏电位器或使温度补偿不准确。

(6)被测溶液的温度最好和用于 pH 标定的标准溶液温度相同，这样能减少由于温度测量而引起的补偿误差，提高仪器的测量精度。

(7)用缓冲溶液标定仪器时，要保证缓冲溶液的可靠性，不能错配缓冲溶液，否则将导致测定结果产生误差。

(8)测量时，电极的引入导线应保持静止，否则会引起读数不稳定。

(9)仪器通电后应进行预热才可开始测量。短时间测量，预热可以为十几分钟；但长时间工作，最好预热 1h 以上，以使仪器具有较好的稳定性。

(10)长期不用的仪器重新使用，预热时间要长一些；平时不用时，最好每隔 1 ~2 周通电一次(时间间隔视仪器安放地点的湿度大小而定)，以防因潮湿、霉变或漏电而影响仪器性能；每隔一年应对仪器性能进行一次全面检定。

四、pH 复合电极的使用注意事项

将 pH 玻璃电极和参比电极组合在一起的电极就是 pH 复合电极。pH 复合电极最大的好处就是使用方便(测定 pH 时，只需使用一个电极，不需另配参比电极)。使用 pH 复合电极时应注意以下几个问题。

(1)初次使用或久置不用重新使用时，电极的测量端应在 4mol/L KCl 溶液中浸泡 2h 以上。

(2)在测定前，应观察电极球泡内部是否全部充满液体，如发现有气泡，则应将电极向下轻轻甩动(像甩体温表)，以清除敏感球泡内的气泡，否则将影响测试精度。

(3)在使用时，应将电极用去离子水清洗并擦干，测量的溶液液面应高于参比的液络部。

(4)电极前端的敏感玻璃球泡不能与硬物接触，任何破损和擦毛都会使电极失效。

(5)导线和插头部分应该保持清洁干燥，不用时电极球泡应套上保护套，并最好采用湿保存方式。

(6)不可充式复合电极应避免长期浸泡在去离子水、蛋白质溶液以及酸性氟化物溶液中，并防止与有机硅油脂接触。

(7)电极经长期使用后，电极的斜率和响应速度会有降低，可将电极的测量端浸泡在 4% HF 溶液中 3 ~5s 或稀 HCl 溶液中 1 ~2min，用蒸馏水清洗之后在 4mol/L KCl 溶液中浸泡使之复新。

技能训练7-1　葡萄糖注射液和生理盐水酸度的测定

一、实验目标

1. 了解酸度计的原理。

2. 学习葡萄糖注射液和生理盐水酸度的测定方法。

3. 掌握酸度计的使用。

二、仪器与试剂

pHS-3C型酸度计、复合电极、容量瓶、洗瓶、温度计、50mL烧杯。

邻苯二甲酸氢钾标准缓冲液、磷酸盐标准缓冲液、葡萄糖注射液和生理盐水。

三、操作步骤

(1)打开电源开关，预热30min。

(2)邻苯二甲酸氢钾标准缓冲液和磷酸盐标准缓冲液的配制。

(3)pH计的调节与校准(参见pHS-3C型酸度计使用方法)。

(4)测定葡萄糖注射液的pH值。将10%葡萄糖注射液置小烧杯中，按照pH测定的方法测定，读取其pH数值，并判断该注射液酸度是否符合要求(药典规定pH值应为3.2~6.5)。

(5)测定生理盐水的pH值。将生理盐水置小烧杯中，按照pH值测定的方法进行，读取其pH值。并判断该生理盐水酸度是否符合要求(药典规定pH值应为4.5~7.0)。

(6)测定完毕，洗净电极和烧杯，仪器还原，并关闭仪器电源。

四、数据记录

五、思考题

(1)实验中为什么要对仪器进行温度校正?

(2)实验中定位的目的是什么?

第二节　电导率仪

一、概述

电导率仪是以测定溶液电导值的仪器。电导率是表征物体导电能力的物理量，其值为物体电阻率的倒数，单位是 S/cm(Siemens)或 μS/cm。溶液的导电能力与溶液中正、负离子的电荷、数目及它们在电场中的迁移速率有关。在规定的电导池中测得的电导值可以确定物质的含量，但溶液的电导值是共存离子各单独电导值的总和，不能单独区分它们的种类，对溶液中共存的非电解质(包括有机物、细菌、悬浮杂质)不能指示，电解质浓度过大时测定误差则较大。电导率越大则导电性能越强，反之越小。

电导仪结构和使用方法简单，国产有 DDS－32D、DDS－11、DDS－304、DDS－307 等电导仪。DDS－11A 型数显电导率仪是实验室常用电导率测量仪器，量程为 0～10^5 μS/cm，可方便地测出溶液的电导、电导率和电阻值，广泛用于院校、科研、环保、医院和水站等领域测量液体介质的电导率。其外形结构如图 7－2 所示。

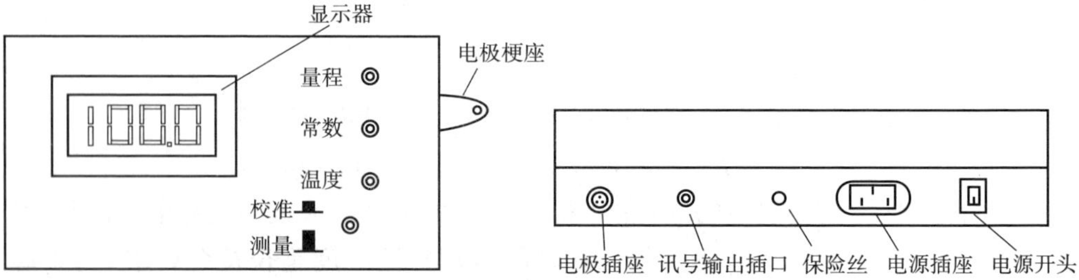

图 7－2　DDS－11A 电导率仪外形示意图

1—机箱；2—显示屏；3—键盘；4—电极梗座；5—电极梗；6—电极夹；7—电极；8—测量电极插座；9—温度电极插座；10—电源开关；11—保险丝座；12—电源插座

电导率仪由振荡器、放大器和指示器等部分组成。电导率仪的工作原理如图 7－3 所示。其中 E 为振荡器产生的交流电压，R_x 为电导池的等效电阻，R_m 为分压电阻，E_m 为 R_m 上的交流分压。

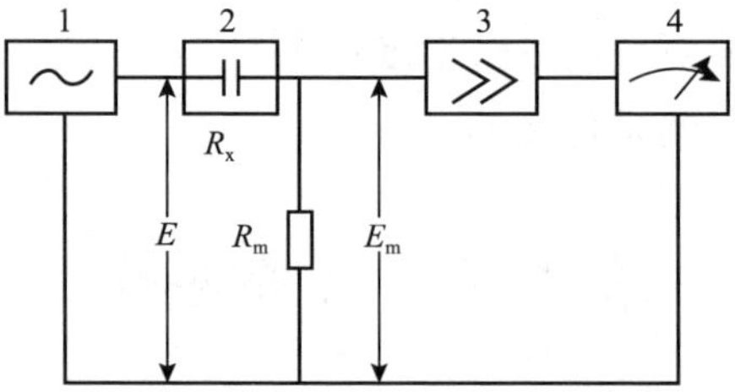

图 7－3　电导率仪工作原理

1—振荡器；2—电导池；3—放大器；4—指示器

电导(G)是电阻(R)的倒数。因此当两个电极(通常为铂电极或铂黑电极)插入溶液中，可以测出两电极间的电阻 R。根据欧姆定律，温度一定时，这个电阻值与电极间距 l(cm)正比，与电极的截面积 A(cm^2)反比，

即
$$R = \rho \times (l/A) \tag{7-1}$$

其中 ρ 为电阻率，是长 1cm，截面积为 $1cm^2$ 导体的电阻，其大小决定于物质的本性。

根据电导率 $\kappa = 1/\rho$，电导 $G = 1/R$ 可得

$$\kappa = G \times (l/A) \tag{7-2}$$

当电导池性质不变时，l/A 是个常数，称电极常数，用 J 表示。$J = l/A$

所以电导率
$$\kappa = G \times J \tag{7-3}$$

由上式可见，当已知电极常数(J)，并测出溶液电阻(R)或电导(G)时，即可求出电导率。

电导的测量，实际上是通过测量浸入溶液的电极极板之间的电阻来实现的。

二、电导率仪的使用方法

(1)接通仪器电源，让仪器预热约 30min。

(2)用温度计测量出被测液的温度后，将“温度”旋钮置于被测液的实际温度相应位置上。当“温度”旋钮置于 25℃位置时，则无补偿作用。

(3)将电极浸入被测液体，电极插头插入电极插座(插头、插座上的定位销对准后，按下插头顶部即可使插头插入插座。如欲拔出插头，则捏其外套往上拔即是)

(4)按下“校准/测量”开关，使其置于‘校准’状态，调节“常数”旋钮，使仪器显示所用电极的常数标称值。

当使用常数为 0.01 电极时，将“常数”旋钮调在显示 1000 位置。当使用 0.1 的电极时，若常数为 0.11，调“常数”旋钮使显示 1100，依此类推。

(5)按下“校准/测量”开关，使其处于“测量”状态(这时开关向上弹起)将“量程”开关置于合适的量程档，先用纯化水清洗电极，滤纸吸干，再用被测溶液清洗一次，把电极浸入被测溶液中，用玻璃棒搅拌溶液，使溶液均匀，待仪器示值稳定后，该显示数值即为被测液体在 25℃时的电导率值。

在测量中，若显示屏首位为 1，后三位数字熄灭，则表明被测值超出量程范围，应置于高一档量程来测量；若读数很小，则就置于低一档量程，以

提高精度。

(6)仪器可长时间连续使用，可用输出讯号(0～10mV)外接记录仪进行连续监测。

(7)结束时用蒸馏水清洗电极，关机。

三、维护保养及注意事项

仪器内置的温度系数为2%/℃，与此温度系数不符的溶液使用温度补偿将会有误差。因此，进行高精度测量或检测高纯水时，应采用无温度补偿方式进行，然后查表，或者将被测溶液恒温在25℃，求其在25℃时的电导率值。

为保证测量精度，电极使用前应用于小0.5μS/cm的去离子水(或蒸馏水)冲洗二次，然后用被测试样冲洗后方可测量。

(1)在测量低电导值的溶液时，请先在超纯水中清洗并浸泡2h以上。

(2)在测量过程中，从甲溶液转到乙溶液时，先用蒸馏水清洗后，再用乙溶液清洗，不能用滤纸擦拭。

(3)电极使用完毕后应该清洗干净，甩干后妥善保存(可浸泡在纯水中保存)，避免碰撞损坏。

(4)防止电极的插头和引线潮湿，否则将会出现测量误差。

(5)当电极长期使用，电极常数会发生变化，影响测量准确性，此时应重新标定电极常数。

四、电导电极的清洗与贮存

1. 电导电极的贮存

电极(长期不用)应贮存在干燥的地方。电极使用前必须放入(贮存)在蒸馏水中数小时，经常使用的电极可以放入(贮存)在蒸馏水中。

2. 电导电极的清洗

(1)可以用含有洗涤剂的温水清洗电极上有机成分污垢，也可以用酒精清洗。

(2)钙、镁沉淀物最好用10%柠檬酸。

(3)镀铂黑的电极只能用化学方法清洗，用软刷子机械清洗时会破坏镀在电极表面的镀层(铂黑)。注意：某些化学方法清洗可能会破坏被轻度污染的铂黑层。

(4)光亮的铂电极，可以用软刷子机械清洗。但在电极表面不可以产生裂痕，绝对不可以使用螺丝起子之类硬物清理电极表面，甚至在用软刷子清洗时也要特别注意。

技能训练 7-2 制药用水-纯化水电导率的测定

一、实验目标

(1)了解电导率仪的原理。

(2)学会制药用水-纯化水电导率的测定。

(3)掌握电导率仪的使用。

二、仪器与试剂

DDS-11A 型电导率仪、电导电极、洗瓶、温度计、烧杯。

纯化水。

三、测定原理

电导率是表征物体导电能力的物理量。溶液的导电能力与溶液中正、负离子的电荷、数目及它们在电场中的迁移速率有关。纯水中的水分子也会发生某种程度的电离而产生氢离子与氢氧根离子，所以纯水的导电能力尽管很弱，但也具有可测定的电导率。水的电导率与水的纯度密切相关，水的纯度越高，电导率越小，反之亦然。当空气中的二氧化碳等气体溶于水并与水相互作用后，便可形成相应的离子，从而使水的电导率增高。水中含有其他杂质离子时，也会使水的电导率增高。另外，水的电导率还与水的 pH 值与温度有关。

四、操作步骤

(1)打开电源开关，预热 30min。

(2)用温度计测量出纯化水的温度。

(3)DDS-11A 型电导率仪的调节与校准(参见 DDS-11A 型数显电导率仪使用方法)

(4)测定纯化水的电导率。将纯化水置于小烧杯中，先用纯化水清洗电极，把电极浸入纯化水中，用玻璃棒搅拌，待仪器示值稳定后，即可测定纯化水的电导率值。如测定得电导率值不大于限度值，则判为符合规定；如测定得电导率值大于限度值，则判为不符合规定。温度与电导率的限度值(纯化水)见表 7-1。

表 7-1　温度与电导率的限度值(纯化水)

温度/℃	电导率/(μS/cm)	温度/℃	电导率/(μS/cm)
0	2.4	60	8.1
10	3.6	70	9.1
20	4.3	75	9.7
25	5.1	80	9.7
30	5.4	90	9.7
40	6.5	100	10.2
50	7.1		

(5)测定完毕，洗净电极和烧杯，仪器还原，并关闭仪器电源。

五、数据记录

自　测　题

一、单选题

1. pH 标准缓冲溶液应贮存于(　　)中密封保存。

A. 金属瓶　　B. 塑料瓶　　C. 烧杯　　D. 容量瓶

2. pH 复合电极暂时不用时应该放置在(　　)保存。

A. 纯水中　　B. 0.4mol/L KCl 溶液中

C. 4mol/L KCl 溶液中　　D. 饱和 KCl 溶液中

3. 测量 pH 时，需用标准 pH 溶液定位，这是为了(　　)。

A. 避免产生酸差　　B. 避免产生碱差

C. 消除温度影响　　D. 消除不对称电位和液接电位

4. 在电导分析中使用纯度较高的蒸馏水是为消除(　　)对测定的影响。

A. 电极极化　　B. 电容　　C. 温度　　D. 杂质

5. 在电导分析中，使用高频交流电源可以消除(　　)的影响。

A. 电极极化和电容　　B. 电极极化

C. 温度　　D. 杂质

6. 电导是溶液导电能力的量度，它与溶液中的(　　)有关。

A. pH 值　　B. 溶液浓度

C. 导电离子总数　　D. 溶质的溶解度

7. 酸度计使用前必须熟悉使用说明书，其目的在于(　　)。

A. 掌握仪器性能，了解操作规程

B. 了解电路原理图

C. 掌握仪器的电子构件

D. 了解仪器结构

8. 玻璃电极在使用前一定要在水中浸泡几小时，目的在于(　　)。

A. 清洗电极　　B. 活化电极

C. 校正电极　　D. 检查电极好坏

9. 测定pH的指示电极为(　　)。

A. 标准氢电极　　B. pH玻璃电极

C. 甘汞电极　　D. 银－氯化银电极

10. 酸度计是由一个指示电极和一个参比电极与试液组成的(　　)。

A. 滴定池　　B. 电解池　　C. 原电池　　D. 电导池

11. pH计在测定溶液的pH值时，选用温度为(　　)。

A. 25℃　　B. 30℃

C. 任何温度　　D. 被测溶液的温度

12. 用酸度计以浓度直读法测试液的pH值，先用与试液pH值相近的标准溶液(　　)。

A. 调零　　B. 消除干扰离子

C. 定位　　D. 减免迟滞效应

13. 用酸度计测定试液的pH值之前，要先用标准(　　)溶液进行定位。

A. 酸性　　B. 碱性　　C. 中性　　D. 缓冲

二、判断题

1. pH标准缓冲溶液应贮存于烧杯中密封保存。(　　)

2. 玻璃电极玻璃球泡沾湿时可以用滤纸擦拭，除去水分。(　　)

3. 普通酸度计通电后可立即开始测量。(　　)

4. 电位滴定法与化学分析法的区别是终点指示方法不同。(　　)

5. 饱和甘汞电极是常用的参比电极，其电极电位是恒定不变的。(　　)

6. 使用甘汞电极时，为保证其中的氯化钾溶液不流失，不应取下电极上、下端的胶帽和胶塞。(　　)

7. 使用甘汞电极一定要注意保持电极内充满饱和KCl溶液，并且没有气泡。(　　)

8. 用酸度计测定水样pH时，读数不正常，原因之一可能是仪器未用pH标准缓冲溶液校准。(　　)

9. pH玻璃电极是一种测定溶液酸度的膜电极。(　　)

10. 玻璃电极是离子选择性电极。(　　)

自测题参考答案

第1章　化学实验基础知识

一、单选题

1－5 ADCAC　6－10 BACBC　11－15 BADDD　16－20 BDCCC

21－25 CABCA　26－30 BCBAD　31 D

二、判断题

1－5 ×√√×√　6－10 √√×√√　11－12 √√

三、多选题

1. ACDE　2. BCD　3. BD　4. CD　5. AB

6. ABC　7. ACD　8. ABC　9. ABC　10. ABD

第2章　化学实验基本操作

一、单选题

1－5 DCDDC　6－10 CCBCC　11 C

二、判断题

1－5 ×√××√　6－10√√××√　11－15 √×√√√

三、多选题

1. AB　2. ACD　3. ACD　4. BC　5. AC

6. ACD　7. AD　8. BCD　9. BC

第3章　分析天平和称量

一、单选题

1. C　2. DCB　3. A　4. B　5D　6. C　7. B　8. C　9. A　10. B

二、判断题

1－5 ×√×√√　6－10 √××××

三、多选题

1. AC　2. ABC　3. BCD　4. ABC　5. ABD　6. ABCD　7. ABCD

第 4 章　体积测量技术和滴定

一、单选题

1－5 BBDBB　6－10 ACCCA

二、判断题

1－6 ×××××√

三、多选题

1. CD　2. ABC　3. BCD　4. BCD　5. AD　6. CD

第 5 章　温度的测量及控制

一、单选题

1－5 AADDA　6－10 ACCBB

二、判断题

1－5 ×√√××

第 6 章　化学基本分离技术

一、单选题

1－5 AABBA　6－10 CABBB

二、判断题

1－5 ×√√√×　6－10 √√×√√

第 7 章　药用电化学基本技术

一、单选题

1－5 BCDDA　6－10 CABBC　11－13 DCD

二、判断题

1－5 ×××√×　6－10 ×√√√√

参 考 文 献

[1]张嘉杨，王春燕，鲁群岷．化学实验基础[M]．北京：中国石化出版社，2017.
[2]国家药典委员会．中华人民共和国药典[M]．北京：中国医药科技出版社，2020.
[3]夏玉宇．化验员实验手册[M]．3 版．北京：化学工业出版社，2012.
[4]訾少锋．药用化学基础[M]．北京：化学工业出版社，2020.
[5]初玉霞．化学实验技术基础[M]．北京：化学工业出版社，2002.
[6]刘珍．化验员读本[M]．3 版．北京：化学工业出版社，2003.
[7]王建梅．化学实验基础[M]．3 版．北京：化学工业出版社，2019.
[8]朱永泰．化学实验技术基础(Ⅰ)[M]．北京：化学工业出版社，1998.
[9]吴培云，方方．药用基础实验化学[M]．2 版．北京：科学出版社，2018.
[10]赵志才，高雅男．药用化学基础[M]．北京：化学工业出版社，2020.
[11]张济新，邹文樵．实验化学原理与方法[M]．北京：化学工业出版社，1999.
[12]刘宗明．化学实验操作集锦[M]．北京：高等教育出版社，1980.
[13]王炳强，曾玉香．化学检验工职业技能鉴定试题集[M]．北京：化学工业出版社，2016.